Psychiatrie

Psychiatrie

Bohn Stafleu van Loghum
Houten 2009

ISBN 978 90 313 6466 4
NUR 890

Ontwerp omslag: Studio Bassa, Culemborg
Ontwerp binnenwerk: Studio Bassa, Culemborg
Automatische opmaak: Pre Press Media Groep, Zeist
Tekeningen: Peter van Hugten

Bohn Stafleu van Loghum
Het Spoor 2
Postbus 246
3990 GA Houten
www.bsl.nl

Inhoud

Voorwoord

De ontwikkelingen in de medische wetenschap gaan snel. In hoog tempo volgen ook de ontwikkelingen in de verpleegkunde. Het is voor verpleegkundigen onmogelijk volledig op de hoogte te blijven van alle ins en outs op het brede gebied van het vak, maar het is voor de kwaliteit van het verpleegkundig handelen wel noodzakelijk dat te zijn binnen de eigen deelspecialisatie. Van de makers van het bekende Verpleegkundig Vademecum, is daarom nu een reeks verpleegkundige zakboeken verschenen, waar dit boekje een onderdeel van is. Handige boekjes waarin verpleegkundigen alle informatie kunnen vinden over de meest voorkomende ziektebeelden binnen hun werkveld. Praktisch toepasbare informatie in zakformaat. Overzichtelijk, goed leesbaar en makkelijk te raadplegen. Voor thuis of op het werk. *Het Zakboek ziektebeelden* is er voor de meest voorkomende specialismen: longziekten, nefrologie/urologie, orthopedie/reumatologie, infectieziekten, dermatologie, cardiologie, gastro-enterologie, oncologie, neurologie en psychiatrie. Tien zakboeken vol relevante informatie voor het verpleegkundig handelen. Betrouwbaar en gedegen, maar ontdaan van de extra ballast die studieboeken vaak herbergen. Een absolute must voor iedere verpleegkundige professional en tegelijkertijd een handige hulp voor studenten verpleegkunde en andere paramedici. Warm aanbevolen!

Marjan Enzlin, hoofdredacteur Bijzijn

1 Angststoornissen

drs. J.R. Soedirman, arts
mw. E. Sint Nicolaas, verpleegkundige paaz

Ziektedefinitie

Meestal is angst een gezond signaal en zijn de gevoelsuitingen ervan beheersbaar. Gezonde angst kan echter overgaan in angst die geen relatie meer vertoont met direct gevaar of een directe dreiging. Ook kan de angst zulke extreme vormen aannemen dat bepaalde objecten of situaties worden vermeden, dan wel worden doorstaan met intense angst. Deze angst bepaalt het leven van iemand op buitenproportionele wijze of ontwricht iemands leven. Non-situatieve of endogene angst is een stoornis die wordt gekenmerkt door onverklaarbare angstgevoelens die niet te relateren zijn aan externe oorzakelijke factoren. Vroeger sprak men van angstneurose ('trait anxiety'). Typisch zijn de zogeheten paniekaanvallen: plotse, onverwachte, herhaalde aanvallen van angst, vaak gepaard gaande met neurovegetatieve symptomen (bijvoorbeeld heftige benauwdheid, pijn op de borst, hartkloppingen, zweten, duizeligheid, droge keel, misselijkheid, strak gevoel in het gelaat). Deze non-situatieve of endogene angst kan ook optreden als een permanent aanwezig(e) angst of spanningsgevoel; men spreekt dan van een algemene of gegeneraliseerde angststoornis. Ook deze angst gaat doorgaans gepaard met een neurovegetatieve hyperactiviteit: lichamelijke gespannenheid, concentratiestoornissen,

gestoorde slaap (vooral het inslapen), rug-, nek- en hoofdpijnklachten.
Het concept 'angststoornissen' kan soms misleidend zijn, want niet in alle gevallen wordt het psychologisch lijden als angst of vrees beleefd; vaak bepalen gevoelens van spanning, ongemak en irritatie het beeld.

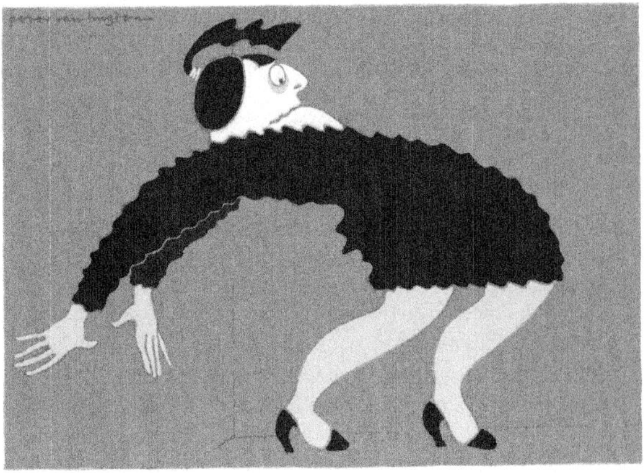

Oorzaak

Er zijn drie algemene routes waarlangs angsten zich kunnen ontwikkelen. De eerste en waarschijnlijk belangrijkste route verloopt via negatieve conditionerende ervaringen. Vaak gaat het om pijnlijke ervaringen in de jeugd met ontbreken van de ouderlijke steun, althans in de beleving van de patiënt. Een tweede route is via een indringend voorbeeld van anderen (met name de ouders) plus de neiging zich reactiepatronen van deze anderen eigen te maken en op soortgelijke emotionele manier te reageren op bepaalde situaties. Ten slotte kan angst ontstaan door overdracht van negatieve en bedreigende informatie (het aanhoren van verschrikkelijke ervaringen van anderen).
In wezen gaat het bij het ontstaan van angst om een wisselwerking tussen genetische kwetsbaarheden en bepaalde ingrijpende

gebeurtenissen die als leerervaring hun sporen hebben achtergelaten in het geheugennetwerk van de patiënt.
Neurobiologisch gezien worden iemands reacties op waargenomen dreigingen vanuit de omgeving primair bepaald door twee hersenstructuren, de hippocampus en de amygdala (amandelkern). De hippocampus is essentieel voor het vormen van expliciete herinneringen aan eerdere, akelige, conditionerende gebeurtenissen. Deze zorgt er voor dat deze gebeurtenissen worden omgevormd tot samenhangende autobiografische herinneringen. De hippocampus lijkt belangrijk te zijn voor het vormen van een representatie van de omgeving of situatie (context) waarin een eerdere nare gebeurtenis plaatsvond. De amygdala speelt een cruciale rol bij het aanleren van een angstrespons en houdt de herinnering levendig. De amandelkern werkt als een alarmcentrale en neemt een centrale positie in bij het inschatten van de mate van bedreiging van een bepaalde situatie, door deze informatie te combineren met informatie vanuit de hippocampus over de context. Wanneer het gevaar eenmaal is gedetecteerd, komt er een keten van reacties tot stand met de bedoeling de persoon optimaal op de angstwekkende situatie voor te bereiden. Biochemisch vinden er twee reacties plaats, een snelle en een langzame. De snelle reactie wordt gemedieerd via het sympathisch deel van het autonome zenuwstelsel en vervolgens via de neurotransmitter adrenaline uit het bijniermerg. Adrenaline bereidt het lichaam voor op de snelle levering van energie indien nodig (vecht-of-vluchtreactie). De langzame reactie is de cascade van achtereenvolgens 'hypothalamus-adenohypofyse-bijnierschors' (cortisol). Cortisol bereidt het organisme voor op langduriger aanpassingen. Alle lichaamssystemen die niet onmiddellijk nodig zijn om het gevaar af te wenden, worden afgesloten en de voorraden lichaamsenergie worden geconcentreerd met het doel de stress te hanteren. Zo wordt bijvoorbeeld de insulineproductie stilgelegd, zodat de lever glucose begint af te scheiden, en vermindert de doorbloeding van de spijsverteringsorganen. Het sympathische zenuwstelsel wordt vecht-of-vluchtsysteem genoemd. Activering ervan gaat gepaard met een snelle hartslag, een bleke en klamme huid, het overeind staan van de haren, snelle ademhaling en vergrote pupillen, verhoogde bloeddruk, een droge mond en een verhoogde bloedglucosespiegel.
Het beëindigen van de stressreactie wordt gereguleerd door de hippocampus aan de hand van de hoeveelheid cortisol in het

bloed en de instructie aan de hypothalamus om deze hoeveelheid te verminderen.

Verschijnselen

- *Situatiegebonden angst, fobie of toestandsangst ('state anxiety')*. Hierbij is er sprake van angst die duidelijk gekoppeld is aan externe, herkenbare uitlokkende factoren. De meest voorkomende stimuli zijn specifieke situaties (bijvoorbeeld hoogtevrees of afgesloten ruimten), bepaalde objecten (bijvoorbeeld naalden, messen of vuur), dieren (bijvoorbeeld spinnen of insecten). Situaties dus die vrijwel nooit gevaarlijk zijn of waarvan de kans erg klein is dat men eraan overlijdt. Angst voor het zien van bloed of verwondingen uit zich, in tegenstelling tot de andere fobieën, in een uitgesproken vagale reactie (flauwvallen bij het zien van bloed). Bij afwezigheid van de stimulus heeft de persoon geen klachten.
- *Sociale fobie*. Hierbij worden situaties vermeden waarbij betrokkene onder de aandacht van anderen komt. Dergelijke situaties betreffen interactie met vreemden, interactie met mensen van het andere geslacht, met meerdere personen of met groepen. Specifieker vormen zijn het niet kunnen eten of schrijven in aanwezigheid van anderen. Bij een sociale fobie blijft de angst veel meer aanwezig dan bij andere fobieën.
- *Paniekstoornis*. Hierbij kunnen de verschijnselen bestaan uit de klacht niet alleen op straat te durven komen, jaren bestaande aanvallen van angst die gepaard gaan met heftige benauwdheid, zweten, pijn op de borst, hartkloppingen, aanvallen van duizeligheid, hoofdpijn, droge keel, misselijkheid, strak gevoel in het gelaat of extreme doodsangst. De eerste paniekaanval komt meestal als een donderslag bij heldere hemel. Een aanval duurt in de regel twintig tot dertig minuten. Daarna nemen de symptomen geleidelijk af, ook zonder therapeutische interventie. In de dagen of weken daarop komen de aanvallen terug in toenemende frequentie. Op den duur worden de aanvallen vaak abortief ('minor attacks' = er treden enige symptomen op, maar de aanval zet niet volledig door). De persoon verkeert voortaan in een toestand van permanente bedreiging. Geleidelijk is sprake van een afname van de bewegingsvrijheid (straatvrees of agorafobie) uit angst voor nieuwe aanvallen. Ook afgesloten ruimten worden gemeden

(claustrofobie). De klachtengeschiedenis begint typisch bij een jonge, gezonde volwassene tussen de twintig en dertig jaar.

- *Gegeneraliseerde angststoornis*. Deze kenmerkt zich door overbezorgdheid en lichamelijke gespannenheid (kortademigheid, benauwdheid, snelle hartkloppingen, duizeligheid, transpireren, trillen, gespannen spieren, concentratiestoornissen, inslaapstoornis, pijnklachten van rug, nek en hoofd).
- *Fobieën*. Bij een fobie wordt de patiënt meestal niet ernstig gehinderd in het dagelijks leven, behalve per definitie bij de sociale fobie. Het subjectieve lijden is groot. Depressieve gevoelens, dan wel een comorbide depressieve stoornis, komen daarbij vaak voor.

Diagnostiek

Volgens de gangbare classificatiesystemen kan aan een zich ontwikkelende paniekstoornis gedacht worden bij een frequentie van één aanval per week gedurende een periode van vier weken, of de vroege aanwezigheid van agorafobie (vermindering van bewegingsvrijheid gekoppeld aan angst om een paniekaanval te krijgen). Paniekaanvallen treden plots op met een goed omschreven begin en ze zijn onvoorspelbaar. De kans op een aanval is in sommige omstandigheden groter dan in andere. Paniekaanvallen gaan gepaard met klachten van de longen of het hart. 'Hyperventilatiesyndroom' is een verouderde term voor een paniekstoornis. Differentiaaldiagnostisch moet men denken aan aandoeningen die met angst gepaard kunnen gaan, namelijk: cardiovasculaire ziekten (zoals hartritmestoornissen, angina pectoris), respiratoire aandoeningen (zoals longembolie, astma en COPD), endocriene stoornissen (zoals schildklierstoornissen en carcinoïd), metabole stoornissen (zoals elektrolytstoornissen, hypoglykemie en hypoxie) en neurologische stoornissen (zoals acathisie en epilepsie).
De diagnose gegeneraliseerde angststoornis berust op de aanwezigheid van chronische, continu aanwezige angst- of spanningsklachten zonder paniekaanvallen. De diagnose wordt gesteld bij uitsluiting: de angstklachten staan niet in relatie tot fobieën, dwang of een psychotrauma. De diagnose wordt pas overwogen als de klachten langer dan een halfjaar bestaan. Er is een grote overlap in symptomen tussen een gegeneraliseerde angststoornis en een depressie. Een belangrijk onderscheid is dat bij de ge-

generaliseerde angststoornis het autonome zenuwstelsel is geactiveerd, hetgeen bijvoorbeeld leidt tot zweten en hartkloppingen. Bij een depressie komt dat veel minder vaak voor.

DSM-IV-TR: specifieke fobie

Volgens het internationaal gebruikte psychiatrisch classificatiesysteem luiden de diagnostische criteria voor een specifieke fobie als volgt:

a Irrationele en aanhoudende angst voor een welomschreven object of situatie.
b Blootstelling aan dat object of die situatie roept onmiddellijke angst op.
c Confrontatie met het object of de situatie wordt vermeden of doorstaan met intense angst.
d De persoon ziet in dat de angst overdreven of onredelijk is.
e Het vermijdingsgedrag of de angst veroorzaakt duidelijk lijden of houdt een ernstige belemmering in van het dagelijks functioneren.

Onderzoek onder Nederlanders laat zien dat angst voor een tandheelkundige behandeling de meest voorkomende fobische stoornis is (3,4 procent). Andere fobieën betreffen hoogten (2,6 procent), spinnen (2,5 procent), vliegen (1,2 procent), afgesloten ruimten (1,1 procent) en injecties (1,1 procent). Fobieën komen vaker bij vrouwen voor; sociale fobieën zijn gelijkelijk verdeeld over de geslachten.

Zowel patiënten met een sociale fobie als patiënten met een paniekstoornis en agorafobie vermijden openbare plaatsen, maar bij een sociale fobie zijn paniekaanvallen afwezig en is de reden van vermijding de (mogelijke) reactie van anderen en niet de mogelijkheid van paniekaanvallen. Patiënten met een sociale fobie zijn ten tijde van de eerste klacht meestal jonger (10 tot 20 jaar oud) dan patiënten met een paniekstoornis en agorafobie.

Er zijn verslavende middelen die angstklachten induceren en onderhouden, namelijk: cafeïne, alcohol, marihuana, cocaïne, XTC, amfetamine, maar ook geneesmiddelen, namelijk: anticholergica, digitalis, antidepressiva, schildkliermiddelen en corticosteroïden.

Behandeling

- *Paniekstoornis.* Een paniekstoornis kan farmacologisch worden behandeld, eventueel aangevuld met gedragstherapie in het geval van agorafobie. Als alternatief geldt cognitieve psychotherapie, eventueel ook in combinatie met gedragstherapie, waarbij de aanname is dat de angst bij paniek het gevolg is van een verkeerde interpretatie van lichamelijke symptomen. Antidepressiva, zoals fluvoxamine, fluoxetine, paroxetine en sertraline (alle SSRI's) zijn zeer effectief gebleken bij paniekstoornissen. Ook oudere antidepressiva als imipramine en clomipramine, en MAO-remmers als moclobemide zijn effectief. Tijdens de eerste weken van de farmacotherapie kan juist een verergering van de angstaanvallen optreden; na twee tot drie weken nemen de aanvallen af. De behandeling wordt maanden voortgezet en geleidelijk afgebouwd. In de beginfase wordt eventueel kortdurend een benzodiazepine als alprazolam of clonazepam gegeven. Het therapeutische principe van gedragstherapie is de blootstelling aan de angstopwekkende situaties om de vermijdingsgewoonten te doorbreken, met als gevolg uitdoving van de fobische angst.
- *Gegeneraliseerde angststoornis.* De behandeling van een gegeneraliseerde angststoornis is symptoomgericht. Benzodiazepinen worden slechts gedurende een korte periode gebruikt (anders dreigt een psychologische afhankelijkheid). Voor de langere termijn wordt buspiron gegeven, met als nadeel dat de inwerktijd meerdere weken kan belopen. Hiernaast zijn relaxatietechnieken mogelijk om de patiënt een effectieve zelfcontrolestrategie aan te leren, al dan niet gecombineerd met cognitieve interventies (uitdaagtechniek van de socratische dialoog, blootstellingstechniek). Deze laatste interventies richten zich met name op het piekergedrag en de irreële en ineffectieve gedachten van patiënten.
- *Fobieën.* De behandeling van specifieke fobieën bestaat uit gedragstherapie. Op een gestructureerde en systematische manier vindt er blootstelling (exposure) plaats aan de fobische stimulus waardoor er gewenning ('habituatie') plaatsvindt. De blootstelling kan geleidelijk (desensitisatie), dan wel ineens maximaal ('flooding') worden aangeboden, in de spreekkamer ('in imagine') of op de plaats die angst oproept ('in vivo'). Bij een sociale fobie bestaat de gedragstherapie uit geleidelijke

blootstelling en training van sociale vaardigheden. Ongeacht de aanwezigheid van een comorbide depressieve stoornis zijn MAO-remmers, met name moclobemide effectief.

Complicaties

- Suïcidaal gedrag komt veel voor bij angststoornissen, vooral bij de paniekstoornis.
- Vaak is sprake van comorbiditeit in de zin van alcohol- en/of tranquillizerafhankelijkheid.
- Benzodiazepinen zijn zeer effectief bij angststoornissen, maar staken ervan kan gepaard gaan met ontwenningsverschijnselen, met als meest voorkomende: slapeloosheid, angstgevoelens, prikkelbaarheid, gejaagdheid, een onrustig gevoel, spiertrekkingen, beven, spierspanning en hartkloppingen. Minder vaak komen voor: diarree, duizeligheid, overgevoeligheid voor licht, geluid en aanraking, prikkelingen, brandend gevoel van de huid, gevoelens van somberheid, interesseverlies, concentratiestoornissen, eetlustverlies, misselijkheid, hoofdpijn, wazig zien, vermoeidheid en sloomheid. In zeldzame gevallen treden ernstige ontwenningsverschijnselen op: epileptische insulten, verwardheid, wanen en hallucinaties.

Prognose

- *Paniekstoornis.* Een paniekstoornis heeft een natuurlijk schommelend beloop. Het is een chronische stoornis, met fasen van verbetering en verslechtering. Soms zijn er jarenlang geen klachten. Twee derde van de patiënten met een paniekstoornis zal ook een depressie meemaken.
- *Gegeneraliseerde angststoornis.* Ook bij een gegeneraliseerde angststoornis is het beloop meestal chronisch fluctuerend, met perioden van verbetering en verslechtering.
- *Fobieën.* Specifieke fobieën zijn vaste, persisterende verschijnselen die weinig hinder geven in het dagelijkse bestaan. Bij sociale fobieën daarentegen is angst chronisch aanwezig zonder fluctuaties van verbetering of verslechtering. Middelenmisbruik, alcoholmisbruik en depressie komen voor bij respectievelijk circa 10, 20 en 30 procent van de sociale fobieen.

Verpleegkundige anamnese

Bij opname van een patiënt met een angststoornis, is het zeer belangrijk dat de ontvangst (lichaamshouding en stem) rustig en neutraal is. Angstige mensen zijn vaak gesloten en kunnen daardoor moeilijk vragen beantwoorden of gaan juist erg diep in op de problematiek. Organiseer daarom ook mogelijk een heteroanamnese. Familieleden en vrienden kennen de patiënt tenslotte goed en kunnen aanvullende informatie geven. Zorg bij het geven van uitleg over de reden van opname, bijvoorbeeld een operatie, voor gedoseerde informatie. Houd informatie die ook op een later tijdstip gegeven kan worden nog even achter. De patiënt wordt dan niet overspoeld met informatie; een opname levert op zichzelf al veel spanningen en angsten op. Geef duidelijke informatie, eventueel met behulp van folders. Stel grenzen aan het bespreken van de angst en/of paniek; houd het bij het hier en nu! Aanvullende vragen zouden kunnen zijn:

- Bent u eerder opgenomen geweest voor lichamelijke klachten?
- Indien dit zo is, hoe heeft u dat ervaren?
- Waar was u bij gebaat? Wat vond u prettig?
- Welke verwachtingen heeft u van de behandeling?

Verpleegkundige interventies bij opname

- Zorg indien mogelijk voor een vast dagritme: laat op gezette tijden verzorging, eten, medicatieverstrekking, wondzorg en dergelijke elkaar opvolgen. Dit geeft de patiënt houvast, waardoor deze beter in staat is de angst te 'beteugelen'. Neem de patiënt altijd serieus, onderken en erken de angst. Communicatie is belangrijk en draagt bij aan het opbouwen van een vertrouwensband. Plaats de angst van de patiënt in de context van de aandoening waarvoor de opname is en kijk samen naar oplossingen op de korte en lange termijn. Maak zo nodig samen een dagplanning.
- Kom gemaakte afspraken na; wanneer dit niet lukt of er komt iets tussen, licht de patiënt dan in. Zorg voor zo min mogelijk onverwachte situaties. Bij patiënten met een ernstige angst- of paniekstoornis kan het nuttig zijn een CPV'er in te schakelen om samen met het (multidisciplinaire) team en de patiënt te kijken naar oplossingen.

- Wees alert op suïcidaliteit en bespreek dit met de patiënt. Het is belangrijk afspraken te maken over veiligheid. Een CPV'er kan ook hierin handvatten bieden.
- Verstrek in overleg met de behandelend arts medicatie die de symptomen (transpireren, hevig trillen, bleek strak gelaat en terugtrekgedrag) van de angst- of paniekstoornis tegengaan.
- Betrek steeds familie en vrienden bij de opname en het verloop van de behandeling. Dit kan rust en zekerheid bieden.
- Zorg dat bekend is hoe de patiënt met een paniekaanval moet worden begeleid; zoek informatie op internet of in boeken/folders. Neem van een patiënt die angstig is of in paniek niet te veel uit handen, omdat deze dan 'inlevert'. De patiënt doet een stap achteruit in plaats van vooruit. Begeleid de patiënt op afstand en moedig aan waar nodig.

Verpleegkundige interventies pre- en postoperatief

De verpleegkundige interventies beschreven bij opname volstaan ook voor de pre- en postoperatieve fase.

Verpleegkundige interventies bij complicaties

Suïcidaliteit zou een complicatie kunnen zijn. In geval van suïcidaliteit is de paniek en/of angst dermate hoog dat de patiënt overgaat tot actie; het niet meer ziet zitten. Hierbij dient uiteraard direct gehandeld te worden, en moet de patiënt en diens omgeving in veiligheid worden gebracht. Soms is fixatie of separatie nodig. Probeer afspraken te maken met de patiënt en schakel een consultatieve psychiatrisch verpleegkundige in en een psychiater, in overleg met de behandelend arts.

Verpleegkundige interventies bij ontslag

Bij ontslag zal de angst-paniekstoornis nog bestaan, dus daarover hoeft niet gesproken te worden. Wel is het mogelijk om samen met de patiënt kort terug te kijken op de opname en hoe deze verlopen is, mocht de patiënt hieraan behoefte hebben. Misschien heeft de patiënt een heleboel angsten overwonnen en is het prettig om dáár kort op terug te kijken; dit kan de patiënt vertrouwen geven voor een eventuele volgende opname.

Medicatietabel

medicijn	*werking*	*bijwerking*	*verpleegkundige aandachtspunten*
antidepressiva			
SSRI's (lexapro, escitalopram, citalopram, paroxetine, fluoxetine, fluvoxamine, sertaline)	· werkt serotonerg	· sedatie · diarree · misselijkheid · hoofdpijn · seksuele stoornissen	· voorkom opsparen medicatie door controle op inname (suïciderisico)
tricyclische antidepressiva (Imipramine, Clomipramine)	· werkt serotonerg	· verminderde hartwerking · lage bloeddruk · sedatie	· voorkom opsparen medicatie door controle op inname (suïciderisico)
MAO-remmers (moclobemide)	· MAO-A-remming	· slapeloosheid · diarree · misselijkheid · hoofdpijn	· voorkom opsparen medicatie door controle op inname (suïciderisico) · meet regelmatig de bloeddruk: i.v.m. interactie met voedingsmiddelen · schakel indien nodig een diëtist in
benzodiazepinen			
alprazolam, diazepam, clonazepam, lorazepam	· GABA-remming	· verminderde alertheid · concentratiestoornissen · verminderde motorische vaardigheid · risico van afhankelijkheid	· voorkom opsparen medicatie door controle op inname (suïciderisico)

medicijn	*werking*	*bijwerking*	*verpleegkundige aandachtspunten*
buspiron	· 5-HT1A-agonist	· slapeloosheid · misselijkheid · hoofdpijn	· voorkom opsparen medicatie door controle op inname (suïciderisico)

Literatuur

Griez EJL, Hauzer RCT. Angsten en fobieën... In: Ree JW van, Vries MW van, redactie. Psychiatrie. Houten: Bohn Stafleu van Loghum; 2005.

Jongh A de. Angst voor de tandarts. Assen: Koninklijke Van Gorcum; 2006.

Nijs M. Ik heb al mijn paracetamol ingenomen. In: Balkom AJLM van, Hengeveld MW, redactie. Probleemgeoriënteerd denken in de psychiatrie. Een praktijkboek voor de opleiding en de kliniek. Utrecht: De Tijdstroom; 2005. pp. 137-46.

Oude Voshaar R, Kan C. Ik ben mijn recept kwijt. In: Balkom AJLM van, Hengeveld MW, redactie. Probleemgeoriënteerd denken in de psychiatrie. Een praktijkboek voor de opleiding en de kliniek. Utrecht: De Tijdstroom; 2005. pp. 45-52.

Vliet I van. Ik pieker eigenlijk altijd. In: Balkom AJLM van, Hengeveld MW, redactie. Probleemgeoriënteerd denken in de psychiatrie. Een praktijkboek voor de opleiding en de kliniek. Utrecht: De Tijdstroom; 2005. pp. 65-72.

Websites

www.omgaanmetangst.nl
www.psychiatrie.startkabel.net
www.adfstichting.nl

2 Borderline-persoonlijkheidsstoornis

H.M.G. Bolster, verpleegkundig consulent psychiatrie
met dank aan: mw. B. Rooijackers, verpleegkundig praktijkopleider psychiatrie
W. van Bree, psychiater

Ziektedefinitie

In het handboek voor psychiatrische stoornissen, de DSM-IV (*Diagnostic and Statistical Manual of Mental Disorders, 4th Edition*), wordt de 'borderline'-stoornis gerekend tot de persoonlijkheidsstoornissen. Persoonlijkheidsstoornissen kenmerken zich door een duurzaam en star patroon van inadequate belevingen en ideeën over de eigen persoon en de moeizame omgang met de omgeving. Het geheel van ervaringen en gedragingen leidt voor de patiënt tot een subjectief lijden en beperkingen in het sociaal en beroepsmatig functioneren. Het belangrijkste kenmerk van een borderline-persoonlijkheidsstoornis (BPS) is de diepgaande instabiliteit in het zelfbeeld, de interpersoonlijke relaties, de stemming en de affecten, en de duidelijke impulsiviteit. De ernst van de klachten en symptomen kan variëren. Deze kunnen onder invloed van stress op bepaalde momenten zo ernstig zijn dat ze kunnen leiden tot tijdelijke psychotische verschijnselen.
BPS komt in Nederland voor bij 0,2 tot 1,8% van de bevolking (150.000 tot 200.000 mensen) en bij 14 tot 20% van de opgenomen psychiatrische patiënten. De stoornis openbaart zich meestal in de vroege volwassenheid tussen het

17^e en 25^e levensjaar en komt meer voor bij vrouwen dan bij mannen.

Oorzaak

Over de mogelijke oorzaken van BPS is niet veel bekend. Momenteel wordt er veel onderzoek naar verricht. In de psychiatrie wordt ervan uitgegaan dat bij het ontstaan van psychische stoornissen zowel biologische als psychologische en sociale factoren een rol spelen. Het biopsychosociale model impliceert dat de oorzaak van de stoornis moet worden gezocht in de onderlinge samenhang tussen verschillende factoren en dat geen van de factoren op zichzelf de stoornis veroorzaakt. Bij BPS is er ook sprake van deze onderlinge samenhang, namelijk:

- *Biologische factoren*. Temperament, impulsiviteit en stemmingswisselingen kunnen in aanleg aanwezig zijn. Daarnaast spelen verschillen tussen man en vrouw een rol.
- *Psychologische factoren*. In de levensgeschiedenis van veel borderline-patiënten komen op (zeer) jeugdige leeftijd ingrijpende ervaringen voor, bijvoorbeeld een instabiele gezinssituatie, emotionele verwaarlozing, fysieke mishandeling en seksueel misbruik. Een psychologische theorie die veel wordt gebruikt om de hechtingsproblemen te verklaren, is die over de zogenoemde separatie-individuatiefase. Dit komt er kort gezegd op neer dat het kind in de periode van anderhalf tot drie jaar de basis legt voor het leren omgaan met afstand en nabijheid en met onafhankelijkheid en afhankelijkheid. Ingrijpende ervaringen tijdens deze fase bepalen mede of men op latere leeftijd moeite heeft met het aangaan van een (langdurige) band met andere mensen. In de fase van puberteit en adolescentie openbaren zich meestal de eerste symptomen van BPS wanneer blijkt dat men niet in staat is zich los te maken (onthechten) van zijn ouders/opvoeders en zich te hechten aan nieuwe relaties.
- *Sociale factoren*. BPS komt vooral voor in de westerse wereld. Men neemt aan dat het wegvallen van maatschappelijke zekerheden in traditionele leefvormen (familie-, buurt- en kerkelijk leven), waarin veel waarde werd gehecht aan de gemeenschap waartoe men behoorde, een rol speelt. Door de

individualisering en geringere onderlinge sociale samenhang voelt men zich vaker eenzaam, meer op zichzelf teruggeworpen en minder veilig.

Verschijnselen

- Het meest kenmerkend voor BPS is de *instabiliteit*. Deze manifesteert zich met betrekking tot drie psychische functies, namelijk denken, voelen en handelen. De gedachtegang is zwart/wit gekleurd en men denkt in uitersten; in alles of niets, in voor of tegen. Daarnaast is er vaak sprake van een negatieve zelfbeoordeling; men heeft weinig vertrouwen in zichzelf en anderen. Dit heeft tot gevolg dat de relaties met anderen vooral worden gekenmerkt door het gevoel te worden afgewezen. Dit kan sterke gevoelens oproepen van angst, somberheid, woede en soms destructief gedrag. De stemming kan zeer snel wisselen en men heeft last van gevoelens van leegte en verveling.
- *Depressieve symptomen en suïcidale gedachten* komen regelmatig voor en kunnen leiden tot suïcidepogingen en zelfs suïcide. Vaak is men bang om in de steek te worden gelaten. Deze angst kan oplopen tot extreme paniek. Daarnaast is het moeilijk de aanwezigheid van anderen voor langere tijd te verdragen. De spanning die dit geeft, kan leiden tot conflicten. Het handelen wordt gekenmerkt door wispelturig gedrag en impulsiviteit.
- Bij borderline-patiënten kan er sprake zijn van een of meer psychische klachten of symptomen. Frequent komen *depressies* en *angststoornissen* voor. Daarnaast kunnen zich problemen voordoen zoals *eetstoornissen* en *alcohol- en drugsgebruik*.

Diagnostiek

De diagnose BPS wordt gesteld na grondig onderzoek. Explorerende gesprekken en interviews met de patiënt vormen een belangrijk bestanddeel van het diagnostisch onderzoek. Het opnemen van de hoofdklacht(en), het psychiatrisch onderzoek, de anamnese, de speciële anamnese (de geschiedenis van de aandoening), de biografie en de heteroanamnese vormen de belangrijkste pijlers van de diagnostiek. Zo krijgt men zicht op het ontstaan van de belangrijkste klachten, het psychische en sociale functioneren en eerdere hulpverlening. Daarnaast bieden de gesprekken de mogelijkheid om de presentatie, de wijze van contactname, het omgaan met gevoelens, het zelfinzicht en het vermogen tot samenwerken te observeren en in te schatten. Alle verkregen informatie leidt tot een hypothese over de diagnose van de symptomen en de samenhang van de problemen. De hypothese wordt getoetst aan de hand van theoretische modellen en psychologisch testonderzoek.

Wanneer er aanwijzingen zijn voor persoonlijkheidsproblematiek, is (vroegtijdig) aanvullend onderzoek van belang. Onderzoek naar persoonlijkheidsproblematiek kan vanuit verschillende referentiekaders plaatsvinden. Deze kaders worden vaak naast elkaar gebruikt. In de psychiatrie wordt de DSM-IV gehanteerd. Dit handboek beschrijft een aantal criteria waaraan de borderline-stoornis moet voldoen.

In de DSM-IV wordt gesproken over een diepgaand patroon van instabiliteit in intermenselijke relaties, zelfbeeld en affecten en van duidelijke impulsiviteit, beginnend in de vroege volwassenheid en tot uiting komend in diverse situaties, zoals blijkt uit vijf (of meer) van de volgende verschijnselen:

- krampachtig proberen te voorkomen om feitelijk of vermeend in de steek te worden gelaten;
- een patroon van instabiele en intense intermenselijke relaties gekenmerkt door wisselingen tussen overmatig idealiseren en kleineren;
- identiteitsstoornis: duidelijk en aanhoudend instabiel zelfbeeld;
- impulsiviteit op ten minste twee gebieden die in potentie de betrokkene kunnen schaden (bijvoorbeeld geld verkwisten, promiscue seksueel gedrag, misbruik van middelen, roekeloos autorijden, diefstal, vreetbuien);
- recidiverende suïcidale gedragingen, gestes of dreigingen of automutilatie;
- affectlabiliteit als gevolg van duidelijke reactiviteit in de stemming (bijvoorbeeld perioden van intense somberheid, prikkelbaarheid of angst, meestal enkele uren durend en slechts zelden langer dan een paar dagen);
- chronisch gevoel van leegte;
- inadequate intense woede of moeite kwaadheid te beheersen (bijvoorbeeld frequente driftbuien of aanhoudende woede);

- voorbijgaande, stressgerelateerde paranoïde ideeën of ernstige dissociatieve verschijnselen.

Voor verder onderzoek naar de persoonlijkheid is specialistische persoonlijkheidsdiagnostiek nodig. Dit kan bijvoorbeeld worden gedaan door middel van psychologische tests. Binnen de psychologie is een aantal diagnostische vragenlijsten ontwikkeld die iemands persoonlijkheid in kaart brengen. Deze geven antwoorden op vragen als: is iemand snel angstig of gespannen, is iemand meer introvert of extravert, is iemand meer afhankelijk of onafhankelijk of kan iemand goed met frustraties omgaan?

Behandeling

Mensen die zich aanmelden voor psychische hulp bij de geestelijke gezondheidszorg komen in eerste instantie voor klachten die verband houden met stemmings-, angst- en aanpassingsstoornissen. Slechts een klein percentage vraagt daadwerkelijk hulp voor de persoonlijkheidsproblematiek. In de praktijk worden verreweg de meeste interventies gericht op de klachten en niet op de persoonlijkheidsstoornis.
Bij patiënten met BPS zijn de klachten zeer uiteenlopend. Per patiënt kunnen de verschijnselen verschillen in aard, intensiteit en frequentie. De verschijningsvormen zijn zeer divers, en de indicatie voor behandeling varieert van geen behandeling tot intensieve klinische behandeling.

Om tot een goede keuze voor een behandeling te komen is het, nadat de diagnose is gesteld, van belang rekening te houden met de volgende factoren:

- ernst en aard van de klachten;
- hulpvraag en wensen van de patiënt;
- lijdensdruk van de patiënt en diens omgeving;
- mogelijkheden en beperkingen van de patiënt;
- gevolgen voor werk of opleiding.

De behandeling is globaal te onderscheiden in:

- *Klachtgerichte behandeling*. Bij deze behandeling worden de symptomen behandeld waar de patiënt last van heeft. Het betreft vaak depressieve klachten, angst- en paniekklachten, suïcidale klachten, dissociatieve klachten, slaapproblemen, eetstoornissen, middelenmisbruik, enzovoort. Bij een klachtgerichte behandeling worden in de regel medicamenten gebruikt. Antidepressiva en/of antipsychotica worden bij deze vorm van behandeling regelmatig voorgeschreven. Bij patiënten met een borderline-persoonlijkheidsstoornis is onderzoek gedaan naar het toepassen van medicatie. De American Psychiatric Association (APA) heeft een aantal aanbevelingen gedaan voor de medicamenteuze behandeling van borderline-patiënten. De medicamenteuze behandeling blijkt vooral effectief te zijn bij het reguleren van cognitieve en perceptuele disfuncties, de affectieve instabiliteit en de impulscontrole. In het begin van de behandeling is farmacotherapie dus van betekenis. Dit komt omdat het enige tijd duurt voordat psychotherapie effect heeft. Medicijnen kunnen de ernst van de verschijnselen verminderen. Er zijn geen medicijnen die de stoornis kunnen genezen.

- *Op persoonlijkheidsproblemen gerichte behandeling*. De behandeling is gericht op de persoonlijkheidsproblematiek van de borderline-stoornis en kan variëren van ondersteunende en structurerende behandelvormen tot op persoonlijkheidsverandering gerichte intensieve psychotherapie. Deze behandelvormen geschieden meestal na uitgebreide diagnostiek, indicatiestelling en verwijzing. Parallel aan deze behandelvormen kan ook farmacotherapie worden toegepast volgens het principe 'pillen en praten'. Psychofarmaca kunnen helpen om de stemming en de affecten zo te reguleren dat er kan worden gewerkt aan veranderbare terreinen. Bijvoorbeeld wanneer de depressieve stemming opklaart, is de patiënt beter in staat de gedachten over zichzelf realistischer te bekijken.

Patiënten met een borderline-stoornis kunnen binnen verschillende settings van de geestelijke gezondheidszorg zowel ambulant als klinisch worden behandeld. Instellingen die zich richten op de behandeling van deze problematiek, zijn: RIAGG's, regionale centra voor geestelijke gezondheidszorg (RCG's), PAAZ-'en, algemene psychiatrische ziekenhuizen en gespecialiseerde psychotherapeutische centra.

In de tabel op de laatste pagina's zijn de meest gebruikte geneesmiddelen voor patiënten met borderline-stoornis opgenomen met een globale uitleg over hun werkingsmechanismen en de belangrijkste te verwachten bijwerkingen.

Complicaties

Complicaties die kunnen optreden als gevolg van de borderlinestoornis, zijn:

- verslaving;
- eetstoornis;
- angst- en paniekklachten;
- depressie;
- suïcidaliteit/suïcide;
- zelfverwonding;
- relatieproblemen;
- conflicten met omgeving;
- problemen op gebied van studie en werk: bijvoorbeeld afbreken studie, langdurig of frequent ziekteverzuim, WAO.

Prognose

Het beloop van BPS is grillig; het gaat met pieken en dalen. Het beloop wordt mede bepaald door de ernst van de verschijnselen, de therapietrouw, 'coping'-vaardigheden, 'life-events', de mate van sociale steun en/of de aanwezige behandelmogelijkheden. Het blijkt dat naarmate men ouder wordt, de stoornis langzaam lijkt uit te doven. Na het 30^{e} tot 40^{e} levensjaar gaat het met ongeveer de helft van de patiënten beter. Een aantal patiënten komt vroegtijdig te overlijden door zelfdoding.

Verpleegkundige anamnese

De doelstelling van het anamnesegesprek is mede afhankelijk van de setting waarin de patiënt wordt opgenomen. De verpleegkundige anamnese omvat het systematisch verzamelen van relevante persoonlijke informatie van de patiënt.
Het eerste contact van een patiënt is meestal met de verpleegkundige en verloopt in de regel via het opnamegesprek. Alvorens aan het gesprek te beginnen is het belangrijk dat men zich op de hoogte stelt van de opname-indicatie en het opnamedoel. Het gespreksverloop wordt mede bepaald door de actuele klachten, de ernst van de verschijnselen en de hulpvraag van de patiënt.
In het *anamnesegesprek* dient het volgende in gedachten te worden gehouden:

- Besteed aandacht aan de kennismaking, maak uw rol duidelijk en geef een korte en duidelijke uitleg over het doel van het gesprek.
- Voer het anamnesegesprek met de patiënt in een rustige gespreksruimte. Zorg dat u tijdens het gesprek niet wordt gestoord.
- Neem een luisterende, kalme, empathische en neutraal vriendelijke houding aan.
- Start het gesprek met open vragen en stel na enige tijd specifiekere vragen. Houd rekening met de structuur van de anamnese zoals die bijvoorbeeld wordt gebruikt bij de gezondheidspatronen van Gordon.
- Vraag, naast het stellen van de algemene vragen, wat precies de aard van de klachten is, wanneer de klachten zijn ontstaan en hoe ernstig de klachten nu en in de afgelopen periode zijn en welke invloed ze hebben op het sociaal functioneren.
- Een stelregel is dat een anamnesegesprek geen verhoor dient te worden. Lang niet alle elementen van een anamnese zijn van belang. Focus vooral op het hier en nu en op de klachten die op de voorgrond staan en stem uw vragen hierop af. Waak voor het te gedetailleerd ingaan op onderwerpen waarover de patiënt liever (nog) niet wil praten. Het te veel exploreren van de problematiek kan bij patiënten met BPS nare herinneringen of gevoelens van verlating oproepen.
- Neem tijdens het gesprek de regie in eigen hand om zodoende het gespreksverloop te kunnen sturen.
- Schroom niet, wanneer dit noodzakelijk is, om een moeilijk onderwerp zoals gedachten over *zelfmoord* te bespreken. Soms kan het nodig zijn de patiënt nadrukkelijker aan te moedigen om meer over een moeilijk onderwerp te vertellen.
- Begrens het gesprek in tijd en rond het gesprek af met vragen naar de gedachten van de patiënt zelf over de oorzaken van zijn/haar klachten en naar de verwachtingen over de behandeling.
- Plan indien nodig een vervolggesprek.

Verpleegkundige interventies bij opname

Voor de patiënt met BPS betekent een opname dat er in korte tijd veel verandert. Hij/zij ontmoet veelal nieuwe mensen en komt in een vreemde omgeving terecht. Een nieuwe omgeving maakt dat

de patiënt zich kwetsbaar voelt. Patiënten met BPS zijn sensitief en onzeker over hun identiteit en daardoor gevoelig voor wat anderen tegen hen zeggen of hoe anderen over hen denken. Ze hebben weinig basisvertrouwen en hebben tijdens hun ontwikkeling onvoldoende geleerd stabiele relaties aan te gaan. Nieuwe contacten maken hen onzeker en angstig. Een opname betekent dat de patiënt zich moet aanpassen aan een nieuwe omgeving en brengt het risico met zich mee dat gevoelens van onzekerheid, angst of paniek worden aangewakkerd en versterkt. Om deze gevoelens van onveiligheid de baas te worden hanteert de patiënt onbewust een aantal *'coping'-strategieën*, die niet altijd even adequaat zijn. De patiënt kan daardoor een groter appèl gaan doen op de omgeving door bijvoorbeeld afhankelijk gedrag te vertonen. Of er is een toename van suïcidale uitingen, gevoelens van vervreemding en angst, en de emoties kunnen sterk wisselen. In extremere mate kan de patiënt zelfs (impulsief) grensoverschrijdend gedrag vertonen, zoals verbale agressie, automutilatie of drankmisbruik.
Een andere manier van de patiënt om de onzekerheid de baas te worden is tegenstrijdige gevoelens te splitsen/te scheiden. Hij denkt zwart/wit, in goed en slecht, en dit kan tot gevolg hebben dat verpleegkundigen tegen elkaar worden uitgespeeld. Daarnaast hebben patiënten met BPS doorgaans een sterke behoefte aan bevestiging en erkenning van hun klachten. Dit kan leiden tot overmatige gevoelens van betrokkenheid en verantwoordelijkheid bij de verpleegkundigen. Hierdoor ontstaat het gevaar dat de verpleegkundigen te weinig afstand nemen en de patiënt zelf geen verantwoordelijkheid meer hoeft te dragen voor de problemen. Dit kan leiden tot fricties en conflicten, met als gevolg dat de behandeling stagneert of in het ergste geval wordt afgebroken.

Het werken met patiënten met BPS is complex. Het vinden van een adequate balans (afstand versus nabijheid) in houding en benadering in het contact met de patiënt vraagt van u als verpleegkundige dat u beschikt over kennis van het ziektebeeld, communicatieve vaardigheden, reflectievermogen, flexibiliteit en standvastigheid. U dient alert te zijn op hoe de contacten met de patiënt verlopen en wat dat met u doet als persoon. Het aangaan en onderhouden van een professionele werkrelatie met de patiënt is een belangrijke pijler in de behandeling.

Onderstaand volgen enkele algemene vuistregels die u zich eigen kunt maken en kunt toepassen in de communicatie, in uw houding en in de benadering van patiënten met BPS. Doe echter alleen datgene waarmee u zich voldoende vertrouwd voelt.

- Wees hoffelijk, vriendelijk en begripvol.
- Bied structuur en veiligheid door grenzen aan te geven of te stellen.
- Neem een consequente grondhouding aan.
- Blijf rustig en gebruik zo nodig humor.
- Wees duidelijk, inzichtelijk en concreet over het eigen handelen.
- Verstrek zorgvuldig en uitgebreid informatie.
- Accepteer de opstelling van de cliënt, maar ga ertegenin als deze te sterk is.
- Betrek de patiënt bij de besluitvorming, onderhandel zo nodig en geef ruimte om voorgenomen besluiten te overdenken.
- Laat irritaties en ongeduld zo weinig mogelijk merken.
- Voorkom een dominante houding. Wees zo nodig wel directief en geef eigen grenzen aan.
- Geef positieve feedback.
- Maak geen afspraken die u niet kunt nakomen of waarmaken.
- Verlies u niet in een te grote betrokkenheid.
- Ga nooit de strijd aan.
- Waak voor het overnemen van de verantwoordelijkheid voor de problemen van de patiënt.
- Stimuleer tot actief, productief en competent gedrag.
- Laat de patiënt zijn denkbeelden toetsen aan de realiteit.
- Stel realistische doelen.
- Zorg voor één aanspreekpunt per dienst en gedurende de opname.
- Draag er zorg voor dat het hele team consequent is en blijft in de benadering.
- Verwijs voor vragen rondom het medische beleid naar de medische behandelaar.
- Leg afspraken vast in het dossier.
- Bespreek eigen handelen, onzekerheden, meningen en weerstanden in het team. Raadpleeg zo nodig een externe consulent voor advies.

Verpleegkundige interventies bij (potentiële) complicaties

Bij patiënten met BPS kunnen complicaties optreden. Of er complicaties optreden, is mede afhankelijk van een aantal factoren, zoals de ernst van de stoornis, de ernst van de klachten, de combinatie met een andere psychiatrische stoornis, de behandelsetting en het verloop van de behandeling. Soms treedt er een aantal complicaties op en soms in het geheel niet.
Een aantal complicaties, die mogelijk kan optreden bij patiënten met BPS, wordt hieronder besproken.

SUÏCIDAAL GEDRAG

- Patiënten met BPS behoren tot de *risicogroep* wat betreft suïcidepogingen en suïcide. De verschijnselen van BPS kunnen zo ernstig zijn en de patiënt zodanig belasten dat de patiënt een suïcidepoging onderneemt of suïcide pleegt. Een belangrijke stelregel is suïcidale uitlatingen en suïcidaal gedrag altijd serieus te nemen.
- Patiënten met BPS hebben vaak last van een negatief zelfbeeld, zijn gevoelig voor afwijzing, kunnen last hebben van een depressieve stemming en van snelle stemmingswisselingen en kunnen impulsief reageren. Ze zijn niet altijd in staat hun (heftige) emoties te uiten, te controleren en te relativeren en dus niet bij machte op een adequate manier aandacht te vragen. *Suïcidaal gedrag is altijd signaalgedrag* en vraagt dus om een interventie; ook wanneer bij u het gevoel bestaat dat de patiënt manipuleert. Het negeren of afwijzen van suïcidaal gedrag versterkt het isolement en kan leiden tot een suïcidepoging, tot zelfverwondend gedrag en in het ergste geval zelfs tot suïcide.
- Om de ernst van het suïciderisico in te schatten is het *aangaan van contact* met de patiënt een belangrijke stap. U doet er goed aan hiertoe het initiatief te nemen en de patiënt voor een gesprek uit te nodigen. Belangrijk is dat u toestemming vraagt aan de patiënt om het gesprek te mogen voeren. Aandacht, actief luisteren en begrip tonen zijn goede en snel te realiseren interventies. Door het stellen van concrete vragen kunt u proberen te achterhalen wat de aanleiding is voor het suïcidaal gedrag en hoe sterk de gedachte aan suïcide is. Ondersteun de patiënt bij het verwoorden van zijn gevoelens. Accepteer de gevoelens die de patiënt heeft en ontken ze niet. Neem echter

niet meteen alle verantwoordelijkheid over door bijvoorbeeld goedbedoelde adviezen te geven of meteen allerlei rigoureuze maatregelen te nemen, zoals het weghalen van het bestek of het beperken van de vrijheid. Uitgangspunt is dat u de patiënt mede de verantwoordelijkheid geeft. Maak in gezamenlijk overleg met de patiënt afspraken over diens veiligheid. Pleeg zo nodig overleg met de behandelaar of het behandelteam. Leg de afspraken vast in het zorgdossier. Houd tijdens uw dienst contact met de patiënt en plan zo nodig structureel extra gesprekken voor extra ondersteuning. Als het suïcidaal gedrag met behulp van gesprek(ken) niet te couperen is en/of u vindt de suïcidaliteit zeer ernstig, dan is spoedig overleg met het behandelteam noodzakelijk. U kunt vragen een psychiater in te schakelen ter beoordeling van het suïciderisico.

RISICO VAN ZELFVERWONDING

- Bij patiënten met BPS bestaat er een verhoogd risico van zelfverwondend gedrag. Ruim de helft van de patiënten, veelal vrouwen, verwondt zichzelf, meestal door middel van snijden. Het verband tussen zelfverwonding en BPS is terug te voeren op ernstige traumatisering in de jeugd, zoals misbruik en verwaarlozing. Zelfverwonding is signaalgedrag, duidt op psychisch lijden en vraagt om aandacht. Zelfverwonding is bijna nooit een poging tot zelfdoding. Bij patiënten met BPS is er onderliggend sprake van onvermogen om gevoelens te uiten, impulsen te controleren en adequaat hulp te vragen. Zij hebben vaak negatieve gedachten over zichzelf. Ernstig zelfverwondend gedrag kan leiden tot een gedwongen opname in het kader van de wet Bijzondere Opneming Psychiatrische Ziekenhuizen (BOPZ).
- Bij opname van een patiënt met BPS zult u als verpleegkundige een inschatting moeten maken van de vraag of er sprake is van een potentieel risico van zelfverwondend gedrag. U kunt dit doen door in de anamnese hierover vragen te stellen en na te gaan of de patiënt een historie heeft met betrekking tot zelfverwondend gedrag. Is dit het geval, dan is het raadzaam in het begin van de opname samen met de patiënt een signaleringsplan, waarin opgenomen constructieve gedragsalternatieven, op te stellen.

Als de patiënt gedurende de opname zelfverwondend gedrag vertoont, zijn de interventies als eerste gericht op controle en veiligheid. Uitgangspunt dient te zijn dat de veiligheid gewaarborgd is en de autonomie van de patiënt zoveel mogelijk gehandhaafd blijft. Het hangt van de situatie en de setting af welke interventies men kan toepassen. Aandachtspunten voor de houding en de benadering zijn:

- Neem een neutrale houding aan. Bekrachtig zelfverwondend gedrag niet door extra aandacht of sympathie.
- Indien er sprake is van ernstig gevaar voor letsel, maak dan afspraken binnen het team over toezicht, begeleiding, het verwijderen van gevaarlijke voorwerpen en/of het zo nodig toepassen van dwangmaatregelen.
- Geef feedback over het gedrag en niet op de persoon.
- Focus in gesprekken met de patiënt op het hier en nu. Moedig de patiënt aan te praten over de gevoelens die aan het zelfverwondende gedrag voorafgingen.
- Maak afspraken over het oefenen met een directe en adequate manier van aandacht vragen, bijvoorbeeld door dagelijks gebruik te maken van 10-minutengesprekjes met de verpleegkundige. Laat het initiatief aan de patiënt en leg de afspraken vast in het zorgdossier.
- Negeren heeft als therapeutische interventie geen toegevoegde waarde.
- Zelfverwondend gedrag roept vaak tegenstrijdige emoties en veel vragen op. Het ontwikkelen van een juiste houding kan voor teamleden moeilijk zijn. Daarom dient er ruim aandacht te zijn in het behandelteam voor emoties die zelfverwondend gedrag oproept. Dit kan via intervisie of casuïstiekbesprekingen.

SPLITSING

- Een voorkomend fenomeen bij patiënten met BPS is het gebruik van het afweermechanisme splitsing. De term splitsing duidt op het onvermogen om goed en kwaad in één persoon te zien. Borderline-patiënten kunnen dit niet of zeer moeilijk; iemand is helemaal goed of iemand is helemaal slecht. Zij kunnen daardoor niet of nauwelijks meer nuanceren of relativeren, zij denken in uitersten, in zwart/wit termen. De oorzaak is te vinden in verstoringen tijdens de separatie-individuatiefase tijdens de vroegkinderlijke ontwikkeling. De patiënt heeft dit niet zelf in de gaten, de splitsing verloopt automatisch of onbewust. Dit afweermechanisme heeft de patiënt nodig om de angstgevoelens, die door contacten met anderen worden opgeroepen, de baas te worden.

- Tijdens de opname kan het zijn dat de patiënt 'gebruik' maakt van dit afweermechanisme. De patiënt verdeelt het team in 'de goeden' en 'de kwaden'. Dit kan in het behandelteam of het verpleegkundige team leiden tot tegenstellingen. U zult dit onder meer merken wanneer over het te volgen beleid conflicten ontstaan of wanneer de meningen steeds verdeeld zijn. Belangrijk aandachtspunt in de behandeling van patiënten met BPS is alert te zijn op het ontstaan en voorkomen van het fenomeen splitsing. Als dit niet vroegtijdig wordt onderkend, is er een grotere kans op het ontstaan of het versterken van tegenoverdrachtgevoelens. Hiermee worden gevoelens bedoeld die de patiënt bij u kan oproepen, bijvoorbeeld overmatige sympathie of overmatige betrokkenheid of kwaadheid of desinteresse. Het is erg belangrijk dat u deze gevoelens niet te veel uw gedrag laat bepalen. Dit kan leiden tot een verstoord contact met de patiënt of uw collega's, met als resultaat onderlinge verwijten over de adequate zorg voor de patiënt. Daarom is het van belang tijdens de patiëntenbesprekingen aandacht te hebben voor de emotionele gevolgen die de verpleging en verzorging van de patiënt met zich meebrengt voor het team. Soms kan ondersteuning nodig zijn en is het verstandig iemand te raadplegen die meer expertise heeft op dit gebied en ook meer afstand heeft tot de patiënt.

Verpleegkundige interventies bij ontslag

- Een belangrijk aandachtspunt bij het ontslag is dat de patiënt tijdig wordt betrokken bij de ontslagfase en geïnformeerd wordt over de ontslagdatum, de eventuele nazorg, medicatiegebruik, enzovoort.
- Daarnaast neemt het evaluatiegesprek of het eindgesprek een belangrijke plaats in met betrekking tot het afscheid nemen. De patiënt krijgt zo de gelegenheid zich uit te spreken over hoe hij de opname heeft ervaren. Zowel de positieve als negatieve aspecten kunnen in het gesprek worden belicht.
- In psychologische zin betekent ontslag dat de patiënt de autonomie en onafhankelijkheid herwint, dat hij/zij met andere

woorden weer op eigen benen staat. Verder ondersteunt het gesprek de patiënt om op een adequatere manier afstand te nemen en worden hiermee de gevoelens van separatie en verlating tegengegaan.

Medicatietabel

medicijn	*werking*	*bijwerking*	*verpleegkundige aandachtspunten*
antidepressiva (niet-tricyclische*): · fluoxetine (Prozac) · fluvoxamine (Fevarin) · paroxetine (Seroxat)* voorkeur voor niet-tricyclische antidepressiva, de SSRI's, omdat tricyclische antidepressiva mogelijk eerder lethaal zijn bij suïcidepoging	· het klinisch effect van antidepressiva omvat het normaliseren van de stemming en het verminderen van symptomen zoals interesseverlies, schuldgevoelens en de impulsiviteit · de werking is pas na twee tot vier weken merkbaar · het werkingsmechanisme berust op de toename van de neurotransmitters serotonine en dopamine	· maag-darmklachten: misselijkheid, braken, obstipatie · hoofdpijn · anorexie · bewegingsonrust · slaperigheid · gewichtstoename/-afname · toename angst · stoornissen in seksuele functie (libidoverlies/erectieproblemen) · autonome effecten: droge mond, zweten · hyponatriëmie · serotoninesyndroom (verwarring, agitatie, hyperthermie, myoclonus)	· voorlichting over bijwerkingen · observatie + rapportage bijwerkingen · observatie + rapportage effect · bij serotoninesyndroom arts/internist inschakelen

medicijn	*werking*	*bijwerking*	*verpleegkundige aandachtspunten*
antipsychotica: *klassiek:* · pimozide (Orap)*atypisch:* · risperidon (Risperdal) · olanzapine (Zyprexa)	· verminderen of verdwijnen van psychotische verschijnselen zoals hallucinaties en wanen · bij patiënten met BPS wordt antipsychotische medicatie in lage dosering voorgeschreven bij micropsychotische symptomen en (pre)psychotische angst	· slaperigheid · gewichtstoename · orthostatische hypotensie · bewegingsonrust (met name combinatie atypisch antipsychoticum en SSRI) · maligne neurolepticumsyndroom (MNS)	· voorlichting over bijwerkingen · observatie + rapportage bijwerkingen · observatie + rapportage effect · zo nodig inschakelen diëtiste · zo nodig bloeddrukmeting · bij MNS antipsychotica staken en arts/internist inschakelen vanwege potentieel levensbedreigende toestand

medicijn	*werking*	*bijwerking*	*verpleegkundige aandachtspunten*
benzodiazepinen (anxiolytica): • oxazepam • lorazepam	• onderdrukken van verschijnselen van angst en psychomotore onrust • bij patiënten met BPS kortdurend toegepast • terughoudendheid is geboden vanwege de kans op afhankelijkheid en verlaging van angstdrempel voor 'acting-out'-gedrag	• slaperigheid • beïnvloeding rijvaardigheid (verminderde alertheid en concentratie) • gevoelsvervlakking • valrisico • onttrekkingsverschijnselen bij plotseling staken	• veiligheid bieden • voorlichting over bijwerkingen • observatie + rapportage bijwerkingen • observatie + rapportage effect • aanleren van angstreducerende gedragsalternatieven

Literatuur

American Psychiatric Association. Diagnostische criteria van de DSM-IV. 4e druk. Lisse: Swets & Zeitlinger; 1998.
Spaans J, Meekeren E van. Borderline hulpboek. 5e druk. Utrecht: Boom; 2002.
Sprey A. Praktijkboek persoonlijkheidsstoornissen. Houten: Bohn Stafleu Van Loghum; 2002.
Achterberg Th van, Eliens AM, Strijbol NCM. Effectief verplegen 2. 1e druk. Dwingeloo: Kavanah; 2002.
Zandstra P, Woude J van der, Ree B de. Suïdaliteit van begin tot eind. Verpleegkundige Richtlijn. Vereniging voor Consultatieve Psychiatrische Verpleegkunde; 2002.

Websites

www.moeilijkemensen.nl
www.psychiatrienet.nl
www.stichtingborderline.nl
www.nfgv.nl
www.trimbos.nl
www.zorgwijzer.nl
www.psychowijzer.nl
www.borderlinestoornis.nl
www.google.nl

Adressen

Stichting Borderline
Weerdsingel O.Z. 61
3514 AG Utrecht
Tel.: 030-2767072
E-mail: borderline@stichtingborderline.nl

Cliëntenbond in de Geestelijke Gezondheidszorg
Meerkoethof 50
3582 DA Utrecht
Tel.: 030-2521812

3 Depressie

drs. B.B. Pieters, algemeen militair arts/vliegerarts
mw. F. Gooskens, verpleegkundig specialist
met dank aan: mw. drs. A. van Wakeren, verpleegkundig specialist

Ziektedefinitie

Depressie is een stemmingsstoornis, gekenmerkt door een sombere stemming, die soms weken of zelfs maanden continu aanwezig is en gepaard gaat met afwijkende gedragingen en lichamelijke klachten.

Oorzaak

Het achterhalen van oorzaken is meestal erg moeilijk. Een depressie kent diverse oorzaken en de meest bepalende factor varieert van persoon tot persoon. Iedereen kan depressief worden. Depressie komt ongeveer tweemaal zo vaak voor bij vrouwen als bij mannen. Ook ouderen (ouder dan 65 jaar) hebben 20-30% meer kans op het ontwikkelen van een depressie dan volwassenen onder de 65 jaar.

- *Familiaire aanleg* speelt een grote rol. Eerstegraads verwanten van een depressieve patiënt lopen een verhoogd risico van 10-15% om eveneens een stemmingsstoornis te krijgen.
- Er bestaan ook *biochemische oorzaken*, met name verlaagde spiegels van noradrenaline en serotonine, stoffen die zorgen voor de activiteit en alertheid van het lichaam en de geest.
- *Psychosociale factoren* kunnen van belang zijn, zoals sociale geïsoleerdheid, verliessituaties (bijvoorbeeld verlies van werk, van een dierbare of van eigen gezondheid) of een opeenstapeling

van onverwerkte (verlies)situaties (mishandeling, seksueel misbruik, emotionele verwaarlozing).
- *Ernstige ziekten* (chronische of plotselinge ziekten, bijvoorbeeld hersenbloeding, herseninfarct, suikerziekte, Parkinson en schildklierstoornissen) en het gebruik of het acuut staken van bepaalde *medicijnen* (zoals corticosteroïden, kalmeringstabletten, bloeddrukverlagende middelen en slaapmedicatie), kunnen een depressie veroorzaken en bevorderen.
- De *persoonlijkheid* speelt een rol bij het al dan niet ontwikkelen van een depressie (eigenschappen zoals pessimisme, lage zelfwaardering, afhankelijkheid en aangeboren kwetsbaarheid kunnen van invloed zijn op het ontstaan van een depressie).
- Tot slot kan een depressie *seizoensgebonden* zijn. In dat geval is er een duidelijke relatie aan te wijzen tussen het begin en het eind van de depressieve fase en de periode van het jaar. Buiten deze periode is dan een volledig herstel waar te nemen.

Vaak is er sprake van een combinatie van bovenstaande factoren en is de absolute oorzaak moeilijk te achterhalen.

Verschijnselen

De voornaamste symptomen bij een depressie zijn:
- sombere stemming en lusteloosheid gedurende (bijna) de gehele dag;
- vermindering van interesse en plezierbeleving in (bijna) alle activiteiten;
- onopzettelijke gewichtsveranderingen (meestal gewichtsafname) door veranderde eetlust;
- slaapproblemen, verstoord slaap-waakritme (slecht inslapen en/of slecht doorslapen, veel slapen overdag);
- lichamelijke gejaagdheid (en soms agitatie) of juist geremdheid (initiatiefloos/inactief);
- vermoeidheid en verlies van energie;
- gevoelens van waardeloosheid of inadequate schuldgevoelens (soms nihilistische wanen of schuldwanen);
- afname van het vermogen om te denken (vertraagd), zich te concentreren of om besluiten te nemen;
- gevoelens van wanhoop, het leven zinloos vinden en gedachten aan of fantasieën over zelfmoord (of zelfs concrete zelfmoordpogingen).

De symptomen dienen ten minste twee weken achtereen aanwezig te zijn voordat men kan spreken van een depressie. Indien drie of vier van deze symptomen aanwezig zijn, spreekt men van een *milde depressie*, bij vijf of meer van een *ernstige depressie*. Daarnaast ziet men bij beide vormen vaak lichamelijke klachten, zoals onverklaarbare pijnen, duizeligheid, hartkloppingen, trillende handen, obstipatie, droge mond, druk op de borst en hoofd- en rugpijn.

Diagnostiek

Het belang van de diagnostiek is vooral gelegen in het (h)erkennen van de depressie en het inschatten van de ernst daarvan. Tevens is het van belang te proberen de oorzaak te achterhalen en eventuele lichamelijke oorzaken (bijvoorbeeld tumoren of een dementieel syndroom) uit te sluiten.
De anamnese is dan ook de gouden standaard. Zonder anamnestische aanwijzingen zijn een lichamelijk en een aanvullend onderzoek niet nodig om de diagnose depressie te kunnen stellen. Alleen bij positieve aanwijzingen in de anamnese moeten een lichamelijk en eventueel aanvullend onderzoek volgen. Bij ouderen kan de differentiaaldiagnose echter lastig zijn en zullen eerder een lichamelijk en eventueel aanvullend onderzoek volgen.

Behandeling

Afhankelijk van de ernst van een depressie zijn er diverse behandelingen mogelijk. Een goede behandeling van depressie leidt over het algemeen tot zeer goede resultaten. De behandeling bestaat meestal uit het begeleiden van de patiënt en eventueel het toedienen van medicijnen (*praten en pillen*). Vooral bij ernstige depressie is medicamenteuze therapie geïndiceerd. Deze bestaat uit *antidepressiva*, waarvan de werking pas na twee tot vier weken mag worden verwacht. Deze medicijnen verkorten de duur van de depressie en kunnen als onderhoudsmedicatie een preventieve werking hebben. Antidepressiva moeten minimaal tot een halfjaar na het verdwijnen van de symptomen worden geslikt, om vervolgens in twee tot vier weken te worden afgebouwd.
Bij ernstige farmacoresistente depressies (als antidepressiva niet

helpen) kan *elektroconvulsieve therapie* (ECT) worden toegepast. Hierbij worden de hersenen gedurende enkele seconden gestimuleerd door middel van elektrische pulsen met een laag voltage. Dit gebeurt uiteraard onder narcose. Deze behandeling bestaat uit acht tot twaalf sessies, die worden gegeven met een frequentie van (gemiddeld) tweemaal per week.
Ongeveer 50% van de patiënten met een milde depressie reageert goed op het onthouden van slaap (*slaapdeprivatie*) gedurende de gehele nacht of delen van de nacht. Hierdoor ontregelt men het fysiologisch ritme van de depressie. Deze behandeling is echter tijdelijk en moet dan ook worden ondersteund met medicatie.
Seizoensgebonden depressies zijn goed te behandelen met *lichttherapie*. Deze therapie houdt in een dagelijkse blootstelling van twee uur aan licht met de intensiteit van zonlicht, gedurende drie tot vijf dagen. Deze therapie werkt zowel behandelend als preventief.

In de tabel op de laatste pagina zijn de meest gebruikte antidepressiva opgenomen met een globale uitleg over hun werkingsmechanismen en de belangrijkste te verwachten bijwerkingen.

Complicaties

Depressie heeft grote gevolgen voor iemands psychisch, lichamelijk en sociaal functioneren. Een depressie kan ertoe leiden dat de patiënt sociaal geïsoleerd raakt, wat de depressiviteit kan verergeren. Deze persoon kan dan in een vicieuze cirkel terechtkomen. Lichamelijke en sociale verwaarlozing kan een ernstig gevolg zijn van een depressie. Uiteindelijk kan een (ernstige) depressie zelfs leiden tot zelfmoord.

Prognose

Zonder behandeling geneest ongeveer 80% van de depressies spontaan binnen een jaar. Bij een ernstige (vitale) depressie ligt dit percentage aanzienlijk lager. Patiënten die met medicijnen zijn behandeld, hebben gemiddeld 20-40% kans op een herhaling van de depressieve periode. De kans op herhaling neemt toe naarmate de patiënt meer depressieve perioden heeft doorgemaakt.

Verpleegkundige anamnese

Het is belangrijk dat de verpleegkundige tijdig de symptomen die duiden op een depressie signaleert. Tijdens het afnemen van de verpleegkundige anamnese dient er onder andere aandacht te worden besteed aan onderwerpen zoals slaappatroon, voedingspatroon, activiteitenpatroon en zelfbeleving. Een anamnese volgens de gezondheidspatronen van Gordon leent zich hier goed voor. Dit geeft een duidelijk beeld van de patiënt op zowel somatisch, psychisch als sociaal gebied. Tevens kunnen familieleden en/of naasten vaak waardevolle informatie geven over eventuele gedragsveranderingen en stemmingswisselingen.

Het kan soms erg lastig zijn om symptomen van een depressie te signaleren, vooral wanneer patiënten lichamelijk ernstig ziek zijn. Het is in deze gevallen vaak voorstelbaar dat patiënten somber gestemd zijn. Bovendien voldoen zij ten gevolge van de lichamelijke ziekte tevens aan andere criteria van een depressie (bijvoorbeeld gewichtverlies, verminderde eetlust, vermoeidheid). Het is daarom zeer belangrijk om, bij vermoedens van een depressie, *actief* te observeren en te vragen of de patiënt:

- zich somber voelt;
- nog plezier ervaart in bepaalde activiteiten (zoals bezoek van familie);
- zich goed kan concentreren;
- voldoende slaapt;
- voldoende eet en drinkt (en of het ook smaakt);
- vaak en veel piekert;
- wel eens denkt aan de dood of zelfdoding overweegt.

Alleen door over deze onderwerpen in gesprek te gaan met de patiënt krijgt men voldoende zicht op het aanwezig zijn van een depressie en kan men zorgdragen voor een adequate behandeling.

Verpleegkundige interventies tijdens opname

- Geef de patiënt de ruimte. Ondersteun de patiënt zonder goedbedoelde adviezen of positieve babbels. Deze kunnen er namelijk toe leiden dat de patiënt zich onbegrepen voelt en zich nog somberder gaat voelen (bijvoorbeeld ‘Kop op…, je moet er tegen vechten' of 'Straks komt je zoontje op bezoek, daar zul je wel wat van opknappen'). Loop regelmatig even bij de patiënt langs. Zo laat u merken dat hij/zij er mag zijn, ook al zegt hij weinig en is hij somber gestemd. Gebruik zinnen als: 'Het is naar dat u zich zo slecht voelt, is er iets wat u op dit moment wel prettig zou vinden?'

- Depressieve patiënt hebben vaak ernstige startproblemen. De ochtend is derhalve hun moeilijkste deel van de dag. Wanneer verzorging in de ochtend niet strikt noodzakelijk is, is het aan te bevelen met de patiënt te overleggen of de avond wenselijker is om (samen) zorg te dragen voor diens persoonlijke hygiëne.
- Geef de patiënt (en diens familie) uitleg (mondeling en schriftelijk) over een depressie. Acceptatie en erkenning zijn zeer belangrijk. Verwijs, indien wenselijk, naar de patiëntenverenigingen en zelfhulporganisaties die er zijn voor patiënten of hun familieleden. De steun die patiënten ontvangen (en ervaren) vanuit hun sociale netwerk, is heel belangrijk voor het herstel.
- Let op het slaap-waakritme van de patiënt. Stimuleer de patiënt overdag zo veel mogelijk uit bed te blijven of te komen en bied kleine activiteiten aan. Leg uit dat dit zeer belangrijk is. Voorkom overbelasting van de patiënt; stel de doelen dus niet te hoog.
- Betrek de patiënt bij het sociale leven. Zorg voor de nodige prikkels op een dag. Een eenpersoonskamer is niet aan te raden.
- Het is prettig om zo veel mogelijk een vaste verpleegkundige toe te wijzen (voor het opbouwen van een vertrouwensband).
- Let erop dat de patiënt niet steeds afhankelijker wordt en dat hij de verantwoordelijkheid voor zijn eigen gedrag accepteert. Wanneer de patiënt zelfstandig taken uitvoert of initiatieven toont, is het belangrijk positieve feedback te geven. Dit vergroot het gevoel van eigenwaarde en moedigt herhaling van dit gedrag aan.
- Let op de voedsel- en vochtinname. Geef kleine hoeveelheden voedsel. Een bord vol is niet te overzien vanwege de verminderde eetlust.
- Let op de defecatie. Obstipatie komt veel voor bij depressies. Vraag eventueel om medicamenteuze ondersteuning.
- Stimuleer de patiënt bij de activiteiten van het algemeen dagelijks leven (ADL), ook als hij dit zelf niet zo nodig vindt.

Mensen zijn geneigd zichzelf te verwaarlozen op dit gebied, terwijl het belangrijk is voor de zelfwaardering. Het is te adviseren samen met de patiënt een gestructureerd dagprogramma op te stellen dat al deze ADL-activiteiten bevat.

- Wanneer een patiënt erg somber is, is het belangrijk te *informeren* naar mogelijke gedachten aan de dood. Wanneer er een doodswens bestaat, moet een psychiater of consultatief psychiatrisch verpleegkundige op de hoogte worden gesteld. Het is niet altijd ernstig, maar een inschatting van het suïciderisico is noodzakelijk.

AANDACHTSPUNTEN

- Wees u bewust van mogelijke overdrachts- en tegenoverdrachtsgevoelens. Het is absoluut niet gemakkelijk als hulpverlener om te gaan met depressieve patiënten. U kunt te maken krijgen met eigen gevoelens van onmacht ten opzichte van de patiënt. De muur van negatieve gedachten en gevoelens van de patiënt is moeilijk af te breken en het vergt veel tijd. Stel dus niet te hoge doelen en hou uzelf goed in de gaten. U kunt aan de eigen deskundigheid gaan twijfelen en u laten meeslepen in de negatieve gedachtegang ('besmettingsgevaar'). Bespreek de situatie daarom regelmatig met uw collega's en geef op tijd aan wanneer iemand anders de zorg moet overnemen.
- Mensen met een depressie kunnen claimend zijn in hun gedrag (bijvoorbeeld bij angst), zich afhankelijk opstellen, regressief gedrag vertonen of geagiteerd zijn. Dit kan irritatie opwekken bij de hulpverlener. Wees u ook bewust van dit soort tegenoverdrachtsgevoelens en draag zorg voor een professionele attitude.

Verpleegkundige interventies bij ontslag

Het is belangrijk om patiënten (en familieleden) te wijzen op de bestaande patiëntenorganisaties en informatieve internetpagina's. Hier kunnen zij de nodige informatie verkrijgen en bestaat de mogelijkheid tot lotgenotencontact.
Informeer patiënten tevens over de mogelijkheid van een terugval en vertel hen bij wie ze dan terecht kunnen. Huisartsen beschikken over uitgebreide informatie met betrekking tot het hulpaanbod in de desbetreffende regio. Het is goed patiënten

hierover op de hoogte te stellen wanneer ambulante (na)zorg gewenst is.
De behandelend arts zal via een brief de eigen huisarts op de hoogte stellen van de lichamelijke en psychische gesteldheid van de patiënt.

Medicatietabel

medicijn	*werking*	*Bijwerkingen*	*verpleegkundige aandachtspunten*
amitriptyline (Amitriptyline, Tryptizol)	opheffen tekorten aan serotonine en noradrenaline	sufheid, gewichtstoename, trillingen, libido- en potentiestoornissen, orthostatische hypotensie, transpiratie, droge mond, slapeloosheid, duizeligheid, allergische huidreacties (jeuk, galbulten, verhoogde hartslag)	• goede voorlichting over mogelijke bijwerkingen van antidepressiva is zeer belangrijk; zorg dat de patiënt weet wat hij mogelijk kan verwachten en weet waar hij terecht kan met deze klachten (zo wordt voorkomen dat de patiënt ermee blijft rondlopen zonder het aan te geven of zelfstandig de behandeling staakt) • de medicatie werkt pas na ongeveer drie weken, voor die tijd kan de patiënt al actiever worden; zijn stemming blijft echter nog slecht: let op suïciderisico! • de patiënt kan door de medicatie angstiger worden; schakel dan een psychiater of consultatief psychiatrisch verpleegkundige in om het beleid verder te bepalen
imipramine (Imipramine)	opheffen tekorten aan serotonine en noradrenaline	sufheid, gewichtstoename, trillingen, libido- en potentiestoornissen, orthostatische hypotensie, transpiratie, droge mond, slapeloosheid, duizeligheid, allergische huidreacties (jeuk, galbulten)	
fluvoxamine (Fluvoxamine, Fevarin)	opheffen tekorten aan serotonine door (her)opname te remmen	duizeligheid, slapeloosheid, droge mond, zweten, maag-darmklachten	
paroxetine (Seroxat)	opheffen tekorten aan serotonine door (her)opname te remmen	duizeligheid, slapeloosheid, droge mond, zweten, maag-darmklachten	
fluoxetine (Prozac)	opheffen tekorten aan serotonine door (her)opname te remmen	duizeligheid, slapeloosheid, droge mond, zweten, maag-darmklachten	
sertraline (Zoloft)	opheffen tekorten aan serotonine door (her)opname te remmen	duizeligheid, slapeloosheid, droge mond, zweten, maag-darmklachten	

Literatuur

Francis A, First M. Stemming en stoornis, een gids voor iedereen die meer wil weten over kenmerken en diagnose van psychische stoornissen. Amsterdam: Nieuwezijds; 1999.
Jonghe F de. Omgaan met depressie. Utrecht/Antwerpen: Kosmos; 1992.
Townsend MC. Verpleegkundige diagnostiek in de psychiatrie. Utrecht: Lemma; 1994.
Ree B de, Woude J van der, Zandstra P. Suïcidaliteit van begin tot eind. Verpleegkundige richtlijn. Groningen: Vereniging voor Consultatieve Psychiatrische Verpleegkunde; 2001.

Websites

www.rebio.nl: landelijke vereniging van hulpverlening bij angst, paniek en depressieve stoornissen, hyperventilatie en fobische klachten.
www.stichtingpandora.nl: lotgenotencontact depressie.
www.depressie.pagina.nl: toegangspoort naar online informatie over depressie.
www.czmedicinfo-encyclopedie.nl: online medische encyclopedie met informatie over ziekten en behandelingswijzen. Ook tips over allerlei gezondheidsaspecten.
www.spreekuurthuis.nl: Spreekuur Thuis biedt actuele informatie over de belangrijkste aspecten van tal van ziekten en aandoeningen, een medisch woordenboek en een persoonlijk antwoord op al uw vragen.
www.zwaarweer.nl: depressie bij jongeren.

Adressen

Depressie Stichting
Informatie- en advieslijn: 0900-9039039
(bereikbaar op werkdagen van 9.00-17.00 uur)
E-mail: info@depressiestichting.nl
www.labyrint-in-perspectief.nl: lotgenotencontact voor naasten van mensen met een psychische stoornis, onder andere depressie.
Lotgenotentelefoon: 030-2546674

4 Eetstoornissen

H.M.G. Bolster, verpleegkundig consulent psychiatrie
met dank aan: mw. B. Rooijackers, praktijkopleider psychiatrie en A. Beeftink, psychiater

Ziektedefinitie

Eetstoornissen zijn volgens de DSM-IV (Diagnostic and Satistical Manual of Mental disorders 4th edition) stoornissen waarbij abnormaal eetgedrag leidt tot somatische, psychische of sociale complicaties. Hoewel eetstoornissen tal van lichamelijke gevolgen kunnen hebben, worden ze gerekend tot de psychiatrische stoornissen vanwege het feit dat de psychische problemen op de voorgrond staan. De bekendste eetstoornissen, anorexia nervosa (magerzucht) en boulimia nervosa (vraatzucht), met het afwijkende eetgedrag als opvallendste kenmerk, zijn ernstige stoornissen die iemands psychische en sociale leven ernstig kunnen ontwrichten. Het gaat bij deze ziekten om complexe problematiek.
Anorexia nervosa betekent letterlijk 'gebrek aan eetlust door een nerveuze oorzaak'. Dit is echter een ongelukkige benaming omdat anorexiapatiënten wel eetlust hebben, maar die het grootste deel van de tijd negeren. Anorexia nervosa kan worden omschreven als een onweerstaanbare behoefte om vermagering na te streven en te onderhouden. De kern is een allesoverheersende dwangmatige wens mager te willen zijn. De stoornis wordt gekenmerkt door een verstoord lichaamsbeeld, een intense angst om dik te worden, het onvermogen om een normaal gewicht te

handhaven boven een grens van 85% van het normale lichaamsgewicht en, bij vrouwen, het uitblijven van de menstruatie. Men onderscheidt bij anorexia nervosa 2 typen, namelijk het beperkende type (vasten en excessieve lichaamsbeweging) en het boulimische type (vreetbuien en purgeergedrag). Ongeveer 95% van de patiënten die aan deze stoornis lijden zijn van het vrouwelijk geslacht. De stoornis komt voor tussen het 10e en 30e levensjaar met een piek tussen het 17e en 18e jaar. Bij 85% van de patiënten is de ziekte begonnen tussen het 13e en 20e jaar.
Boulimia nervosa betekent letterlijk 'honger hebben als een rund'. Het is een stoornis die wordt gekenmerkt door oncontroleerbaar eetdrang en de wens om slank te blijven. Dit leidt tot terugkerende episoden met vreetbuien en compensatiegedrag in de vorm van zelfopgewekt braken, purgeren (het innemen van laxeermiddelen, plasmiddelen), rigoureuze vermageringsdiëten of buitensporig sporten om zo de effecten van de vraatzucht tegen te gaan. Het gewicht is normaal, in tegenstelling tot dat bij anorexia nervosa, alleen schommelt het vaak. Net als bij anorexia nervosa zijn het vooral vrouwen die aan boulimia nervosa lijden. De stoornis begint in de regel iets later, namelijk tussen het 17e en 25e levensjaar.
Epidemiologisch gezien komen eetstoornissen frequenter voor in westerse landen. Hierbij spelen de sociaal-culturele invloeden een rol. Uit een landelijk onderzoek naar de geestelijke gezondheid van Nederlanders blijkt dat anorexia in Nederland bij 0,5% en boulimia bij 1,5-5% van alle jonge vrouwen voorkomt. Per jaar hebben meer dan 30.000 vrouwen tussen de 15 en 29 jaar een eetstoornis. Elk jaar komen er ongeveer 1200 nieuwe anorexiapatiënten bij en 1800 boulimiapatiënten'; 5-10% van hen is van het mannelijke geslacht. De exacte cijfers liggen waarschijnlijk hoger, want eetstoornissen worden vaak niet onderkend omdat patiënten ze goed verborgen weten te houden. Ongeveer 8% van de patiënten met anorexia overlijdt als gevolg van de ziekte (ondervoeding of suïcide).
Verminderde eetlust en gewichtsverlies komen ook voor bij andere psychiatrische aandoeningen, zoals depressies,

verslavingen of angststoornissen. Afwijkend eetgedrag is ook een veel voorkomend symptoom bij een aantal lichamelijke ziekten. Zo komt anorexie voor bij gastro-intestinale aandoeningen, hypothyreoïdie, tumoren en aids.

Oorzaak

Over het ontstaan van eetstoornissen bestaan een aantal theorieën die geen van alle een toereikende verklaring geven. Mede vanwege de complexiteit van de problematiek, alsook vanuit pragmatisch oogpunt, wordt verondersteld dat eetstoornissen multifactorieel zijn bepaald en dat oorzaken moeten worden gezocht in de combinatie van biologische, psychische en sociale factoren.

- *Biologische factoren.* De vraag naar erfelijke oorzaken is slechts in beperkte mate onderzocht. Onderzoek bij tweelingen toont aan dat van eeneiige tweelingen een groter percentage van beide kinderen anorexia nervosa krijgt dan van twee-eiige tweelingen, wat kan duiden op een genetische predispositie. Daarnaast spelen verstoringen in de serotonerge en dopaminerge systemen een rol. Secundair ontstaat er een verstoring van de hormoonhuishouding (hypothalamische disfunctie) die mogelijk een rol speelt, maar een causaal verband in deze is niet aangetoond.
- *Psychische factoren.* Persoonlijke eigenschappen spelen en grote rol. Veel patiënten met anorexia of boulimia hebben de volgende eigenschappen gemeen: een negatief zelfbeeld, weinig zelfvertrouwen, het gevoel tekort te schieten en angst om afgewezen te worden. Verder zijn veel patiënten introvert, neigen veel patiënten tot perfectionisme en hebben zij moeite om hun emoties te uiten. Bij anorexia wordt het extreme afvallen gestimuleerd door het gevoel 'ergens goed in te zijn'.
- *Sociale factoren.* De levensfase tijdens of net na de puberteit is belangrijk. In deze fase vinden veel veranderingen plaats op zowel psychisch als lichamelijk gebied. Men wordt zich bewuster van zichzelf, is gevoelig voor de mening van anderen, moet op eigen benen staan, relaties aangaan met leeftijdsgenoten en seksuele gevoelens hanteren. Rond deze tijd van

onzekerheden kan de eetstoornis psychologische 'houvast' en 'zekerheid' bieden.
Eetstoornissen kunnen ook ontstaan door een preoccupatie met slankheid en uiterlijk vanuit de eisen die het heersende modebeeld stelt aan vrouwen in vooral de westerse welvaartsmaatschappij. Dit zou kunnen verklaren waarom anorexia en boulimia vooral bij vrouwen voorkomen.
Andere oorzaken zijn traumatische ervaringen, zoals fysiek geweld, incest of andere vormen van seksueel misbruik.
Het gezinssysteem speelt mogelijk een rol in het onderhouden van de eetstoornissen. Als de autonomie onvoldoende wordt bevorderd, en er sprake is van emotionele overbetrokkenheid en afhankelijkheid, worden conflicten gemeden of niet openlijk geuit en dus niet opgelost. Het blijft de vraag of deze gedragspatronen een gevolg zijn van de eetstoornis of dat er daadwerkelijk een oorzakelijk verband is.

Verschijnselen

Anorexia nervosa wordt gekenmerkt door:
- de angst om dik te worden;
- een gestoord lichaambeeld: de overtuiging dik te zijn;
- de weigering om een normaal lichaamsgewicht te handhaven;
- amenorroe;
- hyperactiviteit;
- obsessie inzake eten;
- geringe zelfwaardering;
- vereenzaming;
- vertraagde seksuele ontwikkeling.

Boulimia nervosa wordt gekenmerkt door:
- het obsessief bezig zijn met voedsel, uiterlijk en lichaamsvorm;
- het in onevenredige mate bepalend zijn van lichaamgewicht en lichaamsvorm voor het zelfvertrouwen en het zelfbeeld;
- recidiverende episoden van vreetbuien waarbij er binnen korte tijd een grote hoeveelheid voedsel gegeten wordt, die beslist groter is dan men normaal zou eten;
- tijdens de vreetbuien het gevoel hebben niet te kunnen stoppen met eten of zelf te kunnen bepalen wat of hoeveel men eet;

- compensatiegedrag in de vorm van zelfopgewekt braken, misbruik van laxantia, diuretica, klysma's of andere geneesmiddelen, vasten, of overmatige lichaamsbeweging.

Diagnostiek

In verband met de complexe problematiek en het voorkomen van een afwijkend eetpatroon bij andere ziekten is een gedegen somatisch en psychiatrisch onderzoek geïndiceerd. In de psychiatrie wordt voor het stellen van de diagnose de DSM-IV gehanteerd. Dit handboek voor psychiatrische stoornissen beschrijft de criteria waaraan anorexia nervosa en boulimia nervosa moeten voldoen.
Diagnostische criteria (DSM-IV) voor anorexia nervosa:
- weigering het lichaamsgewicht te handhaven op of boven een voor de leeftijd en lengte normaal gewicht;
- intense angst in gewicht toe te nemen of dik te worden, terwijl er juist sprake is van ondergewicht;
- stoornis in de manier waarop betrokkene zijn lichaamsvorm beleeft, onevenredig grote invloed van het lichaamsgewicht of de lichaamsvorm op het oordeel over zichzelf, of ontkenning van de ernst van het lage lichaamsgewicht;
- bij meisjes na de menarche: amenorroe.

Diagnostische criteria (DSM-IV) voor boulimia nervosa:
- recidiverende episoden van vreetbuien met herhaald inadequaat compensatoir gedrag om gewichtstoename te voorkomen;
- de vreetbuien zijn frequent en persisterend;
- het oordeel over zichzelf wordt in onevenredige mate beïnvloed door de lichaamsvorm en het lichaamsgewicht;
- de stoornis komt niet uitsluitend voor tijdens episoden van anorexia nervosa.

Het hanteren van deze criteria impliceert dat men rekening moet houden met het statistisch normale gewicht. Men spreekt van ondergewicht wanneer er sprake is van een gewichtsverlies van 15% of meer van het normale lichaamsgewicht of wanneer in de groeiperiode niet een gewicht behaald wordt van 85% of meer van het te verwachte peil. Criteria voor het normgewicht worden

ontleend aan de formule van de Body Mass Index (BMI): gewicht gedeeld door lengte (in meters) in het kwadraat.
Normaal is de MBI 19-25. Bij een BMI < 19 is er sprake van ondergewicht, een BMI < 15 van ernstig ondergewicht.

Behandeling

Gezien de complexiteit van de eetstoornissen is een multidisciplinaire behandeling vereist. Focussen op één aspect van de ziekte kan men beschouwen als een kunstfout. In de behandeling staat het normaliseren van het eetpatroon centraal. Over het algemeen genomen geniet een ambulante behandeling de voorkeur, tenzij de lichamelijke toestand of de leefsituatie dit niet toelaat en een opname onvermijdelijk is. De nadruk in de behandeling zal mede bepaald worden door de mate van vermagering, het eetpatroon, de psychologische problemen, of er sprake is van gezinsproblematiek en van eventuele bijkomende psychiatrische stoornissen.

- *Gewichtsherstel.* In ernstige gevallen, zoals bij ernstig braken of een gewichtsverlies van > 30%, dient de behandeling in de eerste plaats gericht te zijn op het wegnemen van levensbedreigende symptomen en op gewichtsherstel. Een richtlijn voor het normaliseren van het eetpatroon is een gemiddelde gewichtstoename van 500 gram (ambulant) tot 1 kilogram (klinisch) per week. In het begin van de behandeling kan, ondanks adequate voedselinname, het lichaamsgewicht nog verder dalen.
- *Farmacotherapie.* Voor anorexia nervosa is momenteel geen werkzame farmacotherapie bekend. Sommige antidepressiva hebben op de korte termijn een gunstig effect bij de behandeling van boulimia nervosa (vermindering van eetaanvallen en braakfrequentie). Het antidepressivum fluoxetine (Prozac) is het beste en meest onderzochte middel dat voor boulimia nervosa is geregistreerd. Het percentage patiënten dat na de behandeling met antidepressiva volledig was gestopt met boulimisch gedrag varieerde in verschillende onderzoeken van 4-68%. Antidepressiva worden ook voorgeschreven wanneer er sprake is van psychiatrische comorbiditeit in de vorm van een depressie. Indien er sprake is van sterk overheersende angstgevoelens kan men tijdelijk een anxiolyticum (lorazepam) voorschrijven. In alle gevallen genieten psycho-educatie

en psychotherapie de voorkeur en dient een medicamenteuze behandeling voornamelijk ter ondersteuning in de ernstige gevallen.

- *Psychotherapie.* Ernstige vermagering vermindert het probleembewustzijn en het vermogen tot emotionele verwerking. Psychotherapie is dus pas mogelijk wanneer de patiënt in een redelijke lichamelijke conditie verkeert. De meest toegepaste vormen, al dan niet gecombineerd, zijn: gedragstherapie, gezinstherapie, individuele of groepstherapie. Belangrijke thema's die in psychotherapie aan bod komen zijn onder andere: autonomie, individuatie en separatie, identiteit, lichamelijk en seksueel geweld. Daarnaast vormt voorlichting aan de patiënt en diens netwerk een integraal onderdeel van de behandeling.
- *Mandometermethode.* Sinds kort wordt in Nederland op zeer kleine schaal de mandometermethode toegepast. De methode is ontwikkeld in Zweden en is erop gericht de patiënt weer normaal te laten eten. De patiënt eet onder begeleiding in groepsverband en wordt tijdens de maaltijden aangesloten op een computer met weegschaaltje. De computer geeft exact aan hoeveel voedsel de patiënt moet opscheppen en hoeveel minuten hij of zij heeft om de maaltijd op te eten. De resultaten van deze methode zijn bemoedigend: 70% geneest en 'slechts' 10% recidiveert binnen 5 jaar.

Complicaties

Complicaties bij anorexia nervosa zijn:

- depressie;
- angst;
- suïcidaliteit;
- verstoorde sociale interacties;
- amenorroe door onvoldoende functioneren van de ovaria door disregulatie van de hypothalamus;
- schade aan het gebit;
- osteoporose, met als gevolg verhoogde kans op botbreuken;
- een vertraagd basaalmetabolisme, met als gevolg bradycardie, hypotensie, vermoeidheid, duizeligheid, lusteloosheid, depressie;
- daling van de lichaamstemperatuur, met als gevolg koude handen en voeten;

- donsachtige beharing (lanugobeharing) op het gezicht, de borst en de rug, haaruitval;
- droge en schilferige huid;
- oedeem in de onderbenen en hersenen bij extreme vermagering;
- dehydratie bij braken en misbruik laxantia en/of diuretica;
- elektrolytenstoornissen door verlies van kalium en natrium vanwege braken en misbruik laxantia:
  - natriumtekort leidt tot misselijkheid, ernstig natriumtekort tot sufheid en verwardheid en insulten;
  - kaliumtekort leidt tot moeheid, slappe spieren, obstipatie en eventueel tot cardiale aritmieën;
- pancytopenie (vermindering van alle soorten cellen in het bloed; leukopenie komt bij tweederde van de patiënten voor).

Complicaties bij boulimia nervosa zijn:
- depressie;
- angst;
- dehydratie bij braken en misbruik laxantia en/of diuretica, met als gevolg dorst en droge huid;
- bij ernstig vochtverlies daalt de bloeddruk met als gevolg: duizeligheid bij het opstaan, gevoel flauw te vallen, zwak en zweverig voelen;
- erosie van het tandglazuur door inwerking van maagzuur ten gevolge van overmatig braken;
- hypertrofie van de speekselklieren (bij 20% van de patiënten);
- beschadiging/irritatie van de slokdarm, heesheid, ontsteking van slokdarmslijmvlies;
- obstipatie door slechte darmperistaltiek ten gevolge van overmatig gebruik laxantia; verhoogde kans op ontstekingen en het ontstaan van paralytische ileus;
- onregelmatige menstruatiecyclus.

Prognose

Er is weinig onderzoek gedaan naar het verloop van anorexia nervosa. Globaal komt uit follow-up-onderzoeken naar voren dat 50% van de patiënten genezen wordt verklaard, 30% beduidend verbetert en 20% chronisch ziek blijft (waarvan 5-10% overlijdt). Over het algemeen is de prognose van het beperkende type gunstiger dan van het purgerende type.

Naar boulimia nervosa is nauwelijks onderzoek gedaan. Uitkomsten tonen een gevarieerd beeld. Het verloop wordt mede bepaald door het wel of niet aanwezig zijn van psychiatrische comorbiditeit. De combinatie met middelenafhankelijkheid en/of borderline persoonlijkheidsstoornis kan de prognose ongunstig beïnvloeden.

Verpleegkundige anamnese

Opname van een patiënt met een eetstoornis vindt in veel gevallen plaats op een psychiatrische afdeling. In de regel is de opname-indicatie ernstig ondergewicht (meestal betreft het een patiënt met anorexia nervosa). Ambulant is normalisatie van het gewicht niet gelukt, vanwege diverse vormen van weerstand of vermijding. De kans dat er zich tijdens de opname omgangsproblemen voordoen is daarom aanwezig. Het is mede daarom van belang al voorafgaand aan de opname, dus poliklinisch, afspraken te maken met de patiënt, de familie en de (potentiële) behandelaars, zoals internist, diëtiste en/of fysiotherapeut.
Bij opname op een niet-psychiatrische afdeling (inwendige geneeskunde / chirurgie) is uitgangspunt de behandeling van de lichamelijke ziekte en/of de complicaties en de stabilisatie of normalisatie van het gewicht; niet de behandeling van de eetstoornis zelf.
Soms is bij opname de oorzaak van het afwijkende eetpatroon, de ondervoeding en/of het gewichtsverlies nog onbekend. Dan is nadere diagnostiek nodig. Er is niet zonder meer sprake van een eetstoornis.

- Informeer voorafgaand aan de anamnese bij de hoofdbehandelaar naar de opname-indicatie, het doel van de opname en de gemaakte behandelafspraken. Onderwerpen die tijdens de anamnese in ieder geval aan de orde moeten worden gesteld zijn: streefgewicht of minimumgewicht, frequentie en tijdstip van wegen, afspraken over voedselinname (sondevoeding, begeleiding tijdens de maaltijden enz.), bewegingsvrijheid (wel of geen bedrust) en afspraken over bezoek.
- Zorg voor een rustige, vriendelijke en neutrale houding (noch overmatig betrokken, noch veroordelend).
- Wees u bewust van het feit dat een patiënt met een eetstoornis zijn of haar gewicht als 'normaal' beschouwt. Vermijdt discussie over dit thema.

- Observeer het postuur en het uiterlijk.
- Meet de lichaamstemperatuur, het gewicht en de lengte.
- Informeer naar:
  - het eetpatroon (rituelen, dieet, eetlust);
  - lichamelijke klachten (braken, misselijkheid, vermoeidheid);
  - het ontlastingpatroon c.q. het gebruik laxeermiddelen;
  - het activiteitenpatroon;
  - het zelfbeeld.
- Bespreek de verwachtingen van de patiënt ten aanzien van de opname/behandeling/benadering.
- Ga na of de patiënt op de hoogte is van de gemaakte afspraken.
- Beperk het gesprek in tijd wanneer patiënt vermoeid en verzwakt is. Plan zo nodig een vervolggesprek.

Het is raadzaam om in de diagnostische fase een psychiater te consulteren, ook bij patiënten die bekend zijn met een eetstoornis.

Verpleegkundige interventies bij opname

Bekend is dat de motivatie van deze patiëntcategorie om in gewicht aan te komen gering is, wat zich uit in therapieontrouw in de vorm van het ter discussie stellen van afspraken, het anders omgaan met voeding dan afgesproken, het uitspelen van teamleden tegen elkaar en het manipuleren van het gewicht. Uit de praktijk blijkt dat eenduidige afspraken en consequente benadering de kans op het bereiken van de behandeldoelen vergroot. Een duidelijke structuur creëert psychologisch houvast, wat op haar beurt angstreducerend werkt.
Probeer de volgende interventies toe te passen of te implementeren:

- Wijs een vast team aan (niet meer dan drie) van verpleegkundigen dat de zorg rond de patiënt coördineert en met de patiënt evalueert.
- Zorg voor vaste contactmomenten in overleg met het team.
- Let op een vriendelijke en neutrale basishouding.
- Zet afspraken op papier en geef een kopie aan de patiënt.
- Ga niet of nauwelijks in op onderliggende problemen. Wees terughoudend in het geven van adviezen. Verwijs bij specifieke

vragen naar de hoofdbehandelaar of psychiater. De niet-vaste verpleegkundigen beperken zich tot globale contacten en het geven van algemene informatie. Ze verwijzen zo nodig door naar een van de vaste begeleiders.
- Bedenk dat de patiënt met een eetstoornis in de regel zal proberen niet in gewicht aan te komen. Dit 'tegenwerken' komt voort uit angst voor gewichtstoename en controleverlies wat de patiënt niet zomaar terzijde kan schuiven. De angst is medebepalend voor zijn of haar gedrag. Toon begrip voor deze angst, maar houd de patiënt aan de gemaakte afspraken.
- Vermijd opmerkingen of strijd aangaande onvoldoende gewichtstoename of zelfs gewichtsafname.
- Geef tijdens weegmomenten geen oordeel over gewichtstoename of -afname.
- Geef geen oordeel over de hoeveelheden die de patiënt eet.
- Verwijs bij onduidelijkheden over beleid en afspraken naar de behandelende specialist of coördinerend verpleegkundige.
- Probeer ook aandacht te schenken aan andere zaken dan voeding en gewicht.
- Plan wekelijks een multidisciplinair overleg met alle betrokken disciplines. Het verdient de voorkeur dat behandelafspraken alleen gewijzigd worden tijdens dit multidisciplinaire overleg. (noodsituaties uitgezonderd!).
- Zorg voor een goede overdracht van gewijzigde afspraken.
- Plan regelmatig een intervisiebespreking. In deze bespreking kunnen gevoelens (onmacht, frustratie, overbetrokkenheid, irritatie) besproken worden die het verplegen van de patiënt kan oproepen. Dit voorkomt conflicten met de patiënt en/of verdeeldheid in het behandelteam.
- Vraag ondersteuning van de psychiater of de verpleegkundig consulent psychiatrie voor zowel de patiënt als het behandelteam.

Verpleegkundige interventies bij ontslag

Indien de patiënt met ontslag gaat, is het mogelijk dat de patiënt ambulant of klinisch is geïndiceerd voor psychiatrische vervolgbehandeling. Zorg, indien van toepassing, voor:
- een ontslaggesprek;
- poliklinische afspraken met medebehandelaars;
- een verpleegkundige overdracht.

Medicatietabel

medicijn	*werking*	*bijwerking*	*verpleegkundige aandachtspunten*
fluoxetine (Prozac)	remmen van de heropname van serotonine in het neutron	• maagdarmklachten: misselijkheid, braken • obstipatie • hoofdpijn • anorexie • gewichtsverlies • bewegingsonrust • slaperigheid • autonome effecten: droge mond, zweten • hypoglykemie • seksuele stoornissen: libidoverlies, erectiestoornissen • verhoogde bloedingsneiging serotoninesyndroom (verwarring, agitatie, hyperthermie, myoclonus)	• voorlichting over bijwerkingen • observatie + rapportage van bijwerkingen • observatie + rapportage van het effect • bij het serotoninesyndroom de arts c.q. internist inschakelen

Literatuur

Vandereycken W. Spreekuur Thuis. Eetstoornisen, over anorexia en boulimia nervosa. Wormer: Inmerc Wormer; 1996.
Hoek HW. Omgaan met eetproblemen. Utrecht: Kosmos; 1994.
Claude-Pierre P. De geheime taal van eetstoornissen. Amsterdam: De Boekerij; 1999.
Spaans J. Slank, slanker, slankst. Over anorexia nervosa en wat je er aan kunt doen. Amsterdam: Boom; 1998.
Spaans J. Ik eet als niemand het weet. Over boulimia nervosa en wat je er aan kunt doen. Amsterdam: Boom; 1998.

Websites

www.sabn.nl
www.nfgv.nl
www.eetstoornis.info
www.hulpgids.nl
www.eetstoornis.be
www.trimbos.nl

Adres

Stichting Anorexia en Boulimia Nervosa
Postbus 67
6880 AB Velp

5 Persoonlijkheidsstoornissen

drs. J.R. Soedirman, arts
E. Sint Nicolaas, verpleegkundige Paaz-afdeling

Ziektedefinitie

Een persoonlijkheidsstoornis kenmerkt zich door sinds de vroege volwassenheid aanwezige, blijvende persoonlijkheidstrekken, die leiden tot een langdurige verstoring of onvoldoende tot stand komen van interpersoonlijke relaties, hetgeen blijkt uit langdurig sociaal of beroepsmatig disfunctioneren en/of langdurig subjectief lijden van de betrokkene of de omgeving. Zowel de patiënt als zijn omgeving vinden deze trekken typerend voor het 'normale' doen van de patiënt.
De begrippen 'persoonlijkheid' en 'persoonlijkheidsstoornis' zijn afgeleid van het begrip 'persoon'. Dit komt van het Latijnse woord 'persona', waarmee een toneelmasker uit de Grieks-Romeinse oudheid werd aangeduid.
Een persoonlijkheidsstoornis is in de DSM-IV een as-II-stoornis en moet worden onderscheiden van een klinisch syndroom als depressie of psychose, een as-I-stoornis. Persoonlijkheidsstoornissen of -trekken zijn niet zozeer de oorzaak of het gevolg van een klinisch syndroom, maar geven er vooral een specifieke kleuring aan.

Oorzaak

Algemeen aanvaard is de opvatting dat persoonlijkheidsstoornissen, evenals klinische syndromen, ontstaan door een wissel-

werking tussen biologische, psychologische en sociale factoren. De verschillende theorieën onderscheiden zich dan ook met betrekking tot het gehanteerde niveau van beschrijving (biologisch, psychologisch en sociaal).
Psychologische theorieën, in het bijzonder psychodynamische, zijn het meest populair. Sommige auteurs veronderstellen dat de aard van de vroege verzorger-kindrelaties (meestal moederkindinteractie) bepalend is voor het ontstaan van geïntegreerde intrapsychische structuren, zoals voorstellingen met betrekking tot zichzelf en de ander. Ernstige stoornissen in deze relatie resulteren in de ontwikkeling van niet uitgerijpte, defectueuze, intrapsychische structuren. Op de volwassen leeftijd uiten deze zich in bijvoorbeeld een gebrekkige ontwikkeling van het geweten of in voortdurend aanhoudende dreigende doorbraken van primitieve en agressieve impulsen die op zichzelf of op de ander zijn gericht.

Verschijnselen

Het klinisch syndroom, niet zozeer de persoonlijkheidsstoornis, vormt vaak de reden voor het contact met de hulpverlening. Persoonlijkheidsstoornissen geven er vooral een specifieke kleuring aan, die onder andere tot uiting komt in:

- een gebrekkige behandelmotivatie, een gebrekkige hulpverleningsinspanning, een geringe therapietrouw en het voortijdig staken van de behandeling;
- het accentueren van bepaalde kenmerken, zoals gevoelens van leegte, eenzaamheid of wanhoop bij een depressie bij een patiënt met een borderlinepersoonlijkheidsstoornis;
- specifieke reacties als woede-uitbarstingen na het gebruik van benzodiazepinen bij een patiënt met een borderlinepersoonlijkheidsstoornis.

Ongeveer 10 procent van de algemene populatie voldoet aan de criteria van ten minste één persoonlijkheidsstoornis. De meest voorkomende zijn: de theatrale, de afhankelijke en de dwangmatige persoonlijkheidsstoornis.

Diagnostiek

Om nadere classificatie en specifieke bejegeningsadviezen mogelijk te maken, benoemt de DSM-IV drie onderscheiden clusters persoonlijkheidsstoornissen:

- *A-cluster.* Dit cluster omvat de paranoïde, de schizoïde en de schizotypische persoonlijkheidsstoornissen. Mensen met een dergelijke persoonlijkheidsstoornis ervaren de buitenwereld als bedreigend of vijandig; zij worden gekenmerkt door vreemd en/of excentriek gedrag.
- *B-cluster.* Dit cluster bestaat uit de antisociale, de borderline-, de theatrale en de narcistische persoonlijkheidsstoornissen. Mensen met een dergelijke persoonlijkheidsstoornis zijn meestal nogal dramatisch, emotioneel en onvoorspelbaar.
- *C-cluster.* Dit cluster bestaat uit de vermijdende, afhankelijke en obsessief-compulsieve persoonlijkheidsstoornissen. Mensen met een dergelijke persoonlijkheidsstoornis hebben als dominerend kenmerk de onzekerheid over zichzelf en daarmee de onzekerheid in relatie tot anderen, wat zich manifesteert in angst in verschillende situaties.

Kenmerken van persoonlijkheidsstoornissen

- De paranoïde persoonlijkheidsstoornis (A-cluster) kenmerkt zich door een diepgaand wantrouwen en achterdocht ten opzichte van anderen, waardoor beweegredenen van mensen worden geïnterpreteerd als kwaadwillig. Paranoïde mensen hebben vaak een laag gevoel van eigenwaarde en op grond van de overtuiging dat anderen kwade bedoelingen hebben, een grote angst om fouten te maken. Vandaar dat zij in het contact nabijheid vermijden en afstand bewaren.
- De schizoïde persoonlijkheidsstoornis (A-cluster) kenmerkt zich door afstandelijkheid in sociale relaties en beperkingen in het uiten van emoties in intermenselijke relaties. De schizoïde mens ziet zichzelf als een eenling en onafhankelijk van anderen, waarbij anderen als indringers worden ervaren. Daarbij is er sprake van een gebrekkig ontwikkeld vermogen zich gevoelsmatig te uiten.

- De schizotypische persoonlijkheidsstoornis (A-cluster) kenmerkt zich door sociale en intermenselijke beperkingen met een acuut gevoel van ongemak bij het aangaan van intieme relaties. De schizotypische mens ziet zichzelf als vreemdeling en de ander als onbetrouwbaar en bedreigend.
- De antisociale persoonlijkheidsstoornis (B-cluster) kenmerkt zich door gebrek aan achting voor de rechten van anderen en schendt deze. De antisociale mens ziet zichzelf als autonoom. Hij denkt in termen van eigenbelang, waarbij hij zijn keuzes baseert op het verkrijgen van beloningen en het vermijden van onmiddellijke negatieve consequenties, zonder rekening te houden met anderen. Centraal staat de opvatting dat als je de ander niet pakt, je zélf wordt gepakt, waarbij manipuleren en aanvallen de beste strategie vormen. Woede en afgunst om het bezit van een ander vormen de overheersende emoties.
- De borderlinepersoonlijkheidsstoornis (B-cluster) kenmerkt zich door instabiliteit in intermenselijke relaties, zelfbeeld en affecten, en door duidelijke impulsiviteit. De borderline persoonlijkheid ziet zichzelf als slecht en hulpeloos en de ander als onbetrouwbaar, afwijzend en misbruikend. Centraal staat de overtuiging dat hij wordt afgewezen als hij zijn gevoelens laat zien. In het interpersoonlijke contact is hij afhankelijk van de ander, zonder zich aan de ander te kunnen toevertrouwen, hetgeen leidt tot controleren, aantrekken en afstoten van de ander, met als overheersende gevoelens wanhoop, jaloezie en woede. Een dergelijke interactie brengt de ander in verwarring en vertwijfeling. Een en ander is begrijpelijk op grond van het feit dat ongeveer 70 procent van de mensen met een persoonlijkheidsstoornis rapporteert in het verleden seksueel misbruikt of fysiek mishandeld te zijn.
- De theatrale persoonlijkheidsstoornis (B-cluster) kenmerkt zich door buitensporige emotionaliteit en aandacht vragen. De theatrale mens ziet zichzelf als nietcompetent en minderwaardig en de ander als verleid-

baar en als bewonderaar. Hij overdrijft en charmeert in het interpersoonlijke contact, vanwege de opvatting indruk te moeten maken om geaccepteerd te worden. Daarbij vallen een neiging op tot emotionaliseren en dramatiseren en een lage frustratietolerantie.

- De narcistische persoonlijkheidsstoornis (B-cluster) kenmerkt zich door grootheidsgevoelens (in fantasie of gedrag), behoefte aan bewondering en gebrek aan empathie. De narcistische mens is overtuigd van zijn bijzonderheid en uniciteit en ziet de ander als inferieur en als bewonderaar. Op grond daarvan meent hij recht te hebben op bewondering en een speciale behandeling. Daartoe gaat hij in het contact voortdurend de competitie aan en zoekt hij bevestiging van zijn superioriteit, waarbij eigen tekorten moeilijk onder ogen gezien kunnen worden. Afhankelijk van de mate van erkenning van zijn superioriteit reageert hij met trots, jaloezie of woede.
- De vermijdende persoonlijkheidsstoornis (C-cluster) kenmerkt zich door geremdheid in gezelschap, gevoel van tekortschieten en overgevoeligheid voor een negatief oordeel. Vermijdende mensen zien zichzelf als incompetent en kwetsbaar, maar kunnen zich niet aan de ander toevertrouwen, vanwege het beeld van de ander als kritisch en afwijzend. Daarom vermijden zij de aandacht op zich te vestigen en uiten zij zo min mogelijk kritiek, opdat de ander hen aardig blijft vinden. In het contact verwachten zij voortdurende kritiek, waarbij zij pogen deze te vermijden vanwege de angst om bij negatieve emoties de controle te verliezen.
- De afhankelijke persoonlijkheidsstoornis (C-cluster) kenmerkt zich door een overmatige behoefte om verzorgd te worden, hetgeen leidt tot onderwerping en vastklampend gedrag, en de angst in de steek te worden gelaten. De afhankelijke mens ziet zichzelf als incompetent en hulpeloos en heeft de ander nodig om te overleven. Op grond van het positieve beeld van de ander als competent en steunend, kan hij zich aan de ander toevertrouwen. In het contact wordt voortdurend

een appel gedaan op hulp, bevestiging en affectie en wordt gereageerd op kritiek met angst of met pogingen de ander te behagen. Eigen standpunten innemen wordt vermeden en angst voor verandering overheerst.

- De obsessief-compulsieve persoonlijkheidsstoornis (C-cluster) kenmerkt zich door overmatige zorg voor ordelijkheid, perfectionisme, beheersing van psychische en intermenselijke processen, ten koste van soepelheid, openheid en efficiëntie. De obsessief-compulsieve mens heeft weinig zelfvertrouwen, maar ziet zichzelf als meer competent en verantwoordelijk dan de ander. Door een streven naar ordening en perfectionisme poogt hij voortdurend controle te houden en te voorkomen dat er iets misgaat, op grond van de overtuiging dat het zijn schuld zou zijn en hij dan als persoon volledig zou falen. In het contact vermijdt hij intimiteit en reageert hij met angst of irritatie op vermeend controleverlies over zichzelf of de omgeving.

Behandeling

Behandeling van patiënten met een persoonlijkheidsstoornis vereist speciale aandacht. Welke psychotherapeutische oriëntatie prevaleert of welke behandelingstechniek men ook kiest, deze veronderstelt medewerking van de patiënt.
Er bestaat geen eenstemmigheid met betrekking tot farmacotherapeutische behandeling. Voor de klinische praktijk is de aan- of afwezigheid van een klinisch syndroom als een depressie of psychose bepalend voor het al dan niet voorschrijven van medicatie.

Benaderingswijze van de patiënt met een persoonlijkheidsstoornis

- Bij de paranoïde persoonlijkheidsstoornis (A-cluster) is het belangrijk om de angst voor nabijheid en afhankelijkheid te respecteren door bijvoorbeeld de patiënt met ‘u’ te blijven aanspreken, hem binnen zekere grenzen zo veel mogelijk regie te geven, geen bezorgdheid over de patiënt te uiten, de woorden zorgvuldig te kiezen en niet te lang aan een stuk te praten. Het uiten van wantrouwen, boosheid en vrees dient toegestaan te worden. Ondanks het feit dat deze patiënten snel kritiek oproepen, verdient het aanbeveling terughoudend te zijn met kritiek. Men dient zich te richten op feitelijke en observeerbare gedragingen en zo duidelijk en concreet mogelijk te zijn. Interventies die het gevoel van eigenwaarde vergroten, verdienen de voorkeur. Geleidelijk kan geprobeerd worden door woord en daad het vertrouwen te winnen. Als het nodig is een paranoïde patiënt te overtuigen, dient dit met zorgvuldige en feitelijke informatie te gebeuren.

- Bij de schizoïde persoonlijkheidsstoornis (A-cluster) bieden een begripvolle, vriendelijke benadering en het vermijden van confrontaties met de interpersoonlijke stijl het beste perspectief voor een behandeling of begeleiding. Ook in geval van een optimale bejegening wordt het contact vaak weer snel verbroken. Een positieve ervaring opdoen in het contact is belangrijker dan de duur van het contact.
- Een vriendelijke benadering voor de mens met een schizotypische persoonlijkheidsstoornis (A-cluster) met begrip voor de behoefte aan contact, vooral in het geval van belastende levensomstandigheden en isolement, kunnen van belang zijn om realiteitsverlies en psychose te voorkomen. De magische gedachtegang of sociale angst kunnen de relatie bedreigen, waarbij het de patiënt laten toetsen van zijn denkbeelden aan de realiteit een positief effect kan hebben. Verbetering van de sociale vaardigheden kan tot een vermindering van het sociaal isolement leiden.
- Een ontspannen, niet defensieve, zelfverzekerde benadering met gevoel voor humor zijn van belang in het contact met de patiënt met een antisociale persoonlijkheidsstoornis (B-cluster). De hulpverlener dient ervoor te waken niet in de rol van kritische autoriteitsfiguur te belanden, bijvoorbeeld die van (scheids)rechter en

daardoor in een machtsstrijd over controle te geraken. Antisociale mensen zijn in staat heftige tegenoverdrachtgevoelens op te roepen bij de hulpverlener, zoals achterdocht, woede en hopeloosheid. Duidelijkheid ten aanzien van de reactie van de hulpverlener op grensoverschrijdend gedrag kan een belangrijk aspect in de bejegening zijn. Het doel daarvan is dat de antisociale mens op den duur leert onderkennen wat de invloed van zijn gedrag op anderen is, met het oog op de langetermijnconsequenties voor zijn eigen doelen.

- Een vriendelijke, geduldige, tegemoetkomende en consistente opstelling verdient aanbeveling bij de borderlinepersoonlijkheidsstoornis (B-cluster). Eigen vergissingen dienen te worden toegegeven en empathie kan worden getoond met de onvrede van de patiënt. Men dient hem niet dwingend te benaderen en hem te stimuleren tot het doen van voorstellen. Vervolgens stimuleert men hem om deze voorstellen te toetsen aan zijn eigen mogelijkheden.
- Geduldig luisterend wordt geprobeerd de patiënt met een theatrale persoonlijkheidsstoornis (B-cluster) te sturen om zich te beperken tot de bespreking van één probleem en hem te stimuleren tot actief en competent gedrag. Daarbij kan het leren onderscheiden van doelen en middelen behulpzaam zijn. Een valkuil kan bestaan uit een te grote betrokkenheid en het op zich nemen van een reddersrol, waarbij te veel op de wensen van de theatrale mens wordt ingegaan. Een andere valkuil kan bestaan uit het niet serieus nemen van de theatrale mens, bijvoorbeeld ten aanzien van zijn lichamelijke klachten.
- In het contact met een patiënt met een narcistische persoonlijkheidsstoornis (B-cluster) is een hoffelijke en respectvolle benadering vanzelfsprekend, maar van meer dan gemiddeld belang. Een bescheiden en niet-sturende inbreng in het gesprek, waarbij terughoudendheid met betrekking tot adviezen wordt betracht, valt aan te bevelen. Zo nodig kunnen gefundeerde en concrete adviezen in overweging worden gegeven. Een

valkuil kan bestaan uit het aangaan van eindeloze discussies.

- In het contact met een patiënt met een vermijdende persoonlijkheidsstoornis (C-cluster) is een vriendelijke en tolerante bejegening van belang, waarbij een zekere autoriteit en prestige belangrijk zijn. Verder zijn consistent en betrouwbaar gedrag en het mogelijk maken van het uiten van kritiek van belang.
- Het creëren van een informele en ontspannen sfeer, waarin een gevoel van veiligheid wordt ervaren, is belangrijk voor de patiënt met een afhankelijke persoonlijkheidsstoornis (C-cluster). In de communicatie verdient het aanbeveling blijken van erkenning te geven, evenals complimenten en positieve terugkoppeling. Het is van belang de patiënt zo actief mogelijk te betrekken in het gesprek door hem uit te nodigen mee te denken en de uiteindelijke verantwoordelijkheid bij hem te laten. Interventies dienen erop gericht te zijn de patiënt zo veel mogelijk succeservaringen op te laten doen en faalervaringen te vermijden. Het presenteren van eenvoudige taken en opdrachten als zwaar en moeilijk, en zo te onderbieden in plaats van te overvragen, kan daarbij behulpzaam zijn. Een valkuil kan bestaan uit het verbreken van de relatie bij een eerste blijk van competentie.
- Een hoffelijke en respectvolle bejegening spreekt voor zich, maar is bij de patiënt met een obsessief-compulsieve persoonlijkheidsstoornis (C-cluster) van meer dan gemiddelde betekenis. Daarbij verdienen een bescheiden en niet-sturende opstelling en een zakelijke en probleemgerichte aanpak de voorkeur. Men dient terughoudend te zijn in het geven van adviezen die, indien toch gegeven, concreet dienen te zijn. Veronderstel in de bejegening niet te snel een emotionele band. Een valkuil is het uitgelokt worden tot een machtsstrijd, bijvoorbeeld in de vorm van een vruchteloze discussie.

Complicaties

Mensen met ernstige persoonlijkheidsstoornissen vormen dikwijls een groot probleem voor hun directe omgeving, maar ook voor hulpverleners, door veelvuldig bezoek aan de arts, het veelvuldig wisselen van arts, agressie ten aanzien van zichzelf of anderen en het frequent voortijdig staken van de behandeling. Daardoor brengen zij gemakkelijk negatieve gevoelens teweeg bij hulpverleners, die, indien deze gevoelens niet onderkend worden, kunnen leiden tot onprofessioneel handelen.
De persoon van de hulpverlener van een patiënt met een persoonlijkheidsstoornis wordt doorgaans extra op de proef gesteld. De typische trekken van de patiënt hebben tot gevolg dat de hulpverlener (psychotherapeut) in de regel minder neutraal bejegend wordt door de patiënt mét, dan door de patiënt zónder persoonlijkheidsstoornis. De patiënt met een persoonlijkheidsstoornis herbergt een sterke gevoeligheid (sensitiviteit) in het een-op-eencontact met de hulpverlener. Directe, non-verbale aspecten in het contact hebben een grote gevoelswaarde. Deze gevoeligheid bij de patiënt kan de afstand verstoren die de hulpverlener wil realiseren. Aanvankelijk lijkt deze gevoeligheid het contact ten goede te komen, maar de kans is groot dat deze uiteindelijk leidt tot mislukken van de behandeling. Optimale distantie tussen hulpverlener en patiënt is juist bij persoonlijkheidsstoornissen relevant.
Patiënten met een persoonlijkheidsstoornis kunnen gevoelens oproepen bij de hulpverlener die, indien deze daar niet mee vertrouwd is geraakt door een leertherapie, tot oncontroleerbare tegenoverdrachtgevoelens kunnen leiden. Angstgevoelens bijvoorbeeld kunnen zo sterk zijn opgeroepen dat de hulpverlener defensief gaat reageren.

Prognose

Klachten die gepaard gaan met een persoonlijkheidsstoornis veranderen moeizamer dan symptomen bij iemand die een redelijk evenwichtige persoonlijkheidsopbouw kent. De hulpverlener moet vaak tevreden zijn met een beperkte bijdrage aan de problematiek en ervan uitgaan dat de patiënt na verloop van tijd opnieuw hulp zal gaan vragen, vaak bij een andere hulpverlener.

Die eerder afgesloten of afgebroken therapie blijkt echter vaak een noodzakelijke en zinvolle stap in het proces van verbetering.

Verpleegkundige anamnese

Neem de patiënt serieus wanneer deze voor het eerst op een spreekuur komt of bij een opname op de afdeling. Stel de patiënt op zijn gemak. Informeer bij de arts naar de voorgeschiedenis van de patiënt en zorg voor voldoende kennis over het ziektebeeld voorafgaand aan de opname. Op die manier kan er multidisciplinair gekeken worden naar de patiënt en kunnen er, mocht dit nodig zijn, binnen het team al duidelijke afspraken worden gemaakt over de te volgen strategie en interventies.

- Schep tijdens de anamnese duidelijkheid over regels en gedrag. Wat kan wel en wat kan niet op een afdeling? Waar kan de patiënt terecht wanneer de spanning te hoog oploopt? Wat verwachten de verpleegkundigen van de patiënt en wat mag de patiënt van de verpleegkundigen verwachten? Het kan duidelijkheid en vertrouwen scheppen bij de patiënt wanneer hij precies weet waar hij aan toe is.
- Leg procedures zo secuur mogelijk uit en maak desnoods een schema waarin staat beschreven wat wanneer plaats gaat vinden.
- Vermijd discussie tijdens een anamnesegesprek; dit vergt veel tijd en energie en kan de eerste kennismaking, en dus een vertrouwensband in de weg gaan staan.
- Begrens de patiënt wanneer er sprake is van grensoverschrijdend gedrag, zoals automutilatie of agressie. Probeer zo rustig mogelijk te blijven; patiënten met een persoonlijkheidsstoornis zijn sfeergevoelig.

Aanvullende vragen kunnen zijn:

- Is de patiënt eerder opgenomen geweest op een afdeling als bijvoorbeeld chirurgie of interne geneeskunde? Zo ja, hoe zijn die opnames verlopen?
- Is de patiënt bekend met automutilatie?
- Is de patiënt in staat om op tijd hulp te vragen wanneer het niet goed gaat?
- Hoe gaat de patiënt om met pijn en stress?

Verpleegkundige interventies bij opname

- Verstrek volledige en begrijpelijke informatie.
- Creëer duidelijkheid omtrent het conformeren aan regels die zijn beschreven in het behandelplan, zoals het innemen van medicatie.
- Begrens indien nodig tijd en discussie.
- Bespreek wederzijdse verwachtingen van een behandeling of opname.
- Maak duidelijke afspraken indien er sprake is van automutilatie; kijk samen met de patiënt naar andere mogelijkheden om spanning te reduceren of gevoelens bespreekbaar te maken.
- Benoem wat te zien is aan gedrag bij de patiënt en probeer hierin niet veroordelend te zijn. Gedrag wordt goed- of afgekeurd, niet de patiënt zelf. Waar nodig kan worden aangegeven wat dit gedrag bij jou als verpleegkundige oproept, maar waak voor het geven van adviezen en goede raad. Dit kan averechts werken en een toekomstige vertrouwensband in de weg staan.
- Wanneer de patiënt op een kamer met meerdere patiënten wordt opgenomen, introduceer de patiënt dan bij de andere patiënten.
- Draag zorg voor een goede mondelinge en schriftelijke overdracht aan collega's na het afnemen van de anamnese.
- Schakel zo nodig een consultatief psychiatrisch verpleegkundige in om interventies te bespreken.
- Verdiep je in het eventuele noodplan van de patiënt en neem dit plan op in het verpleegkundig dossier. Het noodplan moet voorhanden zijn wanneer de patiënt dit nodig heeft, bijvoorbeeld wanneer hij de controle over zichzelf dreigt te verliezen.

Verpleegkundige interventies preoperatief

- Leg de patiënt zo precies mogelijk uit wat wanneer gaat gebeuren. Een schema waarin dit beschreven staat, kan handig zijn.
- Verstrek in overleg met de arts zo nodig medicatie met een sederend effect wanneer er een vervelend onderzoek plaats moet vinden.

Verpleegkundige interventies bij complicaties

Agressie is een veel voorkomend verschijnsel bij mensen die lijden aan een persoonlijkheidsstoornis. Dit kan voortkomen uit een hoger angstniveau of omdat deze patiënten moeite hebben met het aanpassen aan een veranderde, voor hen soms bedreigende situatie.
Reageer bij agressie als volgt:

- Benoem direct wat je ziet; dan voelt de patiënt zich gehoord en gezien.
- Begrens de patiënt in zijn agressie door duidelijk aan te geven wat niet kan op de afdeling en wat niet wordt geaccepteerd. Neem hierbij een stevige houding aan, met twee benen op de grond in lichte spreidstand. Neem indien nodig afstand van de patiënt door achteruit te stappen.
- Benoem vervolgens de mogelijkheden die de patiënt heeft, wat er dus wél kan. Zorg dat de patiënt kan kiezen.
- Probeer altijd rustig te blijven.

Ook automutilatie komt voor bij mensen die lijden aan een persoonlijkheidsstoornis. Reageer bij automutilatie als volgt:

- Benoem wat je ziet; dan voelt de patiënt zich gehoord en gezien.
- Schat de situatie in, verleen zo nodig eerste hulp of haal gevaarlijke spullen uit de omgeving van de patiënt weg.
- Begrens de patiënt; geef duidelijk aan wat wel en niet kan op de afdeling en wat het resultaat van het gedrag is bij medepatiënten.
- Kijk (indien de situatie dit toelaat) samen met de patiënt naar een andere manier om met spanning, verdriet, angst of pijn om te gaan. Kijk hierbij ook naar jouw rol als verpleegkundige.
- Laat de verantwoordelijkheid bij de patiënt; ga geen dingen overnemen.
- Maak afspraken over wat de gevolgen zijn als de patiënt in herhaling valt. Denk aan ontslag of staken van de behandeling. Doe dit altijd in overleg met het gehele team.

Verpleegkundige interventies bij ontslag

- Evalueer de geleverde zorg met de patiënt en binnen het multidisciplinaire team.

- Geef informatie over nazorg.
- Draag zorg voor duidelijke verslaglegging en zo nodig overdracht aan andere zorginstellingen.

Literatuur

American Psychiatric Association. Diagnostic and Statistical Manual of Mental Disorders, fourth edition, DSM-IV. Washington DC: APA; 1994.

Bie AJHT, Milius HC. Persoonlijkheidsstoornissen ... In: Ree JW van, Vries MW de, redactie. Psychiatrie. Houten: Bohn Stafleu van Loghum; 2005.

Derksen JJL. Handboek persoonlijkheidsstoornissen. Diagnostiek en behandelingen van de DSM-IV en ICD-10 persoonlijkheidsstoornissen. Utrecht: De Tijdstroom; 1993.

Websites

www.moeilijkemensen.nl
www.trimbos.nl
www.psychiatrienet.nl

6 Posttraumatische stressstoornis (PTSS)

drs. J.R. Soedirman, arts
G. Brouwer, sociaal psychiatrisch verpleegkundige en docent verpleegkunde
met dank aan: mw. S. Denen, consultatief psychiatrisch verpleegkundige

Ziektedefinitie

Trauma's zijn inherent aan het menselijk bestaan. Of een gebeurtenis 'traumatisch' is geweest, wordt bepaald door de invloed die deze heeft op de gezondheid, het welbevinden en het functioneren.
De classificatie PTSS (behorende tot de groep angststoornissen volgens DSM-IV-TR, code 308.91) beschrijft een in principe 'normale' reactie van mensen op schokkende ervaringen. Deze classificatie was voor de eerste maal opgenomen in de derde editie van de *Diagnostic and Statistical Manual of Mental Disorders* (DSM-III).
Er is pas sprake van pathologie wanneer klachten langdurig blijven bestaan en een aanzienlijk lijden met zich meebrengen. Vaak wordt een onderscheid gemaakt tussen zogenaamde type-I- en type-II-trauma's. Type I betreft onverwachte, meestal eenmalige gebeurtenissen zoals een ongeluk, verkrachting of beroving, terwijl type II de blootstelling aan bij herhaling optredende gebeurtenissen betreft waarop men gaat anticiperen en zich gaat aanpassen, zoals langdurig geweld of chronisch seksueel misbruik in de jeugd.
Bij een complexe PTSS, ook wel aangeduid als 'disorder of extreme stress not otherwise specified' (DESNOS), gaat het om (chronische) posttraumatische persoonlijkheidsveran-

deringen, zoals gevoelsmatige verkilling en afstandelijkheid, of een allesomvattend wantrouwen.
Er bestaat bij sommigen scepsis over de betekenis van de op volwassen slachtoffers gebaseerde classificatie PTSS voor kinderen en jeugdigen. Bij de diagnostiek moet terdege rekening worden gehouden met de ontwikkelingsfase waarin het kind zich bevindt ten tijde van de traumatisering en de behandeling.

Oorzaak

Wanneer zich een acute, levensbedreigende gebeurtenis voordoet, wordt het stressresponssysteem geactiveerd. De activatie hiervan bij een psychotrauma bestaat naast *fight* (dus het gevaar bestrijden) en *flight* (het gevaar uit de weg gaan) ook uit *freezing* (doen alsof je dood bent). In een freezing-reactie ligt de basis voor het ontwikkelen van een acute stressstoornis. Acute stress gaat in het begin gepaard met een stijging van de productie van neurotransmitters, met name noradrenaline, serotonine en endorfinen. Voorts wordt het hypothalamus-hypofyse-bijnierschorssysteem gestimuleerd tot een verhoogde aanmaak van hormonen, en met name activatie van de bijnierschors leidt tot een verhoogde secretie van het hormoon cortisol. Al deze stoffen spelen een belangrijke rol bij de acute stressreactie, die gepaard gaat met onder meer een verhoging van de bloedsuikerspiegel, veranderde immunologische reacties en het oproepen van fight- of flight-gedrag.
Bij chronische PTSS lijkt er sprake te zijn van een verhoogde gevoeligheid van het hypothalamus-hypofyse-bijnierschorssysteem, leidend tot een verstoring van het beloop van acute stressreacties.
Neurobiologisch onderzoek toont diverse hormonale en fysiologische afwijkingen bij patiënten met chronische PTSS. De veranderingen in neurotransmissie en hormoonhuishouding maken een aantal verschijnselen van PTSS begrijpelijk, zoals verhoogde fysiologische prikkelbaarheid, moeite met het onderscheiden van prikkels, vermijdingsgedrag en neiging tot zelfbeschadiging. Verder lijken neurobiologische veranderingen een rol te spelen bij de opslag en het oproepen van traumatische herinneringen.

PTSS wordt dus beschouwd als een verstoorde toestand van het stressresponssysteem: de hersenen werken steeds in een toestand van verhoogde paraatheid. Het geheugensysteem werkt hierdoor selectief. Emotionele herinneringen kunnen worden opgeslagen zonder dat bewuste evaluatie van die informatie heeft plaatsgevonden. De rechterhersenhelft is vooral van belang voor de waardering van de emotionele betekenis van binnenkomende informatie en regulatie van de lichamelijke reacties hierop. De linkerhersenhelft beoordeelt de binnenkomende informatie verstandelijk en zet persoonlijke ervaring om in taal en spraak. Bij PTSS blijft het geheugen vooral zintuiglijke informatie vasthouden, zoals beeld en geluid van de traumatische ervaring, in plaats van deze informatie op te slaan in het talige geheugen.
Vrouwen ontwikkelen vaker PTSS dan mannen. Naar een verklaring voor dit verschijnsel is nog weinig onderzoek gedaan.

Verschijnselen

Kernsymptomen van de PTSS zijn: herbelevingen, vermijding en verhoogde prikkelbaarheid. Herbelevingen zijn vaak plotselinge en indringende herinneringen aan het trauma. Ze komen ook voor in nachtmerries en angstdromen. Het zijn vooral deze onvrijwillige herinneringen en de angst ervoor die de fysiologische overprikkeling veroorzaken. Vermijdingsreacties zijn gericht op het zo veel mogelijk weg houden van herbelevingen. Door hun vermijdingsgedrag kunnen PTSS-patiënten geen normale emoties beleven, wat kan leiden tot de neiging om sterke opwinding te zoeken: opzoeken van gevaarlijke situaties, aanknopen van riskante seksuele relaties of automutilatie.
PTSS gaat in veruit de meeste gevallen gepaard met andere stoornissen, vooral angst-, stemmings- en dissociatieve stoornissen (derealisatie/depersonalisatie). Ook afhankelijkheid van alcohol, drugs of medicijnen (onthoudingsdelier!), lichamelijke klachten en persoonlijkheidsstoornissen komen vaak voor.
In vergelijking met traumaslachtoffers zónder PTSS reageren traumaslachtoffers mét PTSS bij prikkels die aan het trauma doen terugdenken, met een sterker verhoogde hartslag, huidgeleiding (wijzend op toegenomen transpiratie) en spierspanning.

Diagnostiek

De diagnose wordt gesteld op grond van de symptomen.
- *Herbelevingssymptomen*. Onder andere nachtmerries.
- *Vermijdingssymptomen*. Vermijding van gevoelens, gedachten en activiteiten door geen kranten te lezen of geen tv te kijken, geen landgenoten willen zien, niet met de partner willen spreken over het meegemaakte, niet meer naar het werk kunnen.
- *Hyperactivatiesymptomen*. Geprikkeldheid, waakzaamheid, slapeloosheid en schrikachtigheid.

Onder een 'kerntraumatische ervaring' verstaat men de psychotraumatische ervaring die het meeste leed heeft veroorzaakt bij een patiënt. Deze ervaring komt het meest frequent terug in herbelevingen of nachtmerries. Voor de behandeling van een PTSS is het belangrijk te weten welk deel van de psychotraumatische ervaringen in eerste instantie aandacht behoeft. In een behandeling wordt meestal begonnen met de kerntraumatische ervaring. De verwerking van deze ervaring heeft vaak een positief effect op de lading van andere gebeurtenissen.
Het is voorts van belang om uit te vragen of patiënten eerder ingrijpende gebeurtenissen hebben meegemaakt dan de psychotraumatische gebeurtenis naar aanleiding waarvan zij zich aanmelden. Er dient een goed beeld verkregen te worden van de psychotraumageschiedenis. Het is voorts nodig om na te gaan wat de huidige toestand van de patiënt is en hoe de toestand in het verleden was. En ten slotte kan de patiënt al eerder een PTSS hebben gehad, los van het psychotrauma of de klachten waarvoor hij nu komt. In dat geval kan er sprake zijn van een terugval, omdat de PTSS uit het verleden maar gedeeltelijk verdwenen was.
Het vaststellen dat iemand PTSS heeft, zegt nog weinig over welke behandeling voor een individuele patiënt geschikt is. Het gaat hier om 'classificatie' en niet om diagnostiek. Men weet hoogstens in grote lijnen wat er bedoeld wordt en welke verschillende behandelingsmogelijkheden in principe openstaan. Al wordt PTSS volgens vaste criteria benoemd, PTSS ziet bij geen enkele patiënt hetzelfde eruit.

Het PTSS-concept staat momenteel behoorlijk onder spanning. Men twijfelt er steeds meer aan of de beschreven symptomen de vaak complexe (post)traumatische reacties en invloeden voldoende weergeven. Ook treffen we auteurs aan die vraagtekens plaatsen bij de legitimiteit van het traumaconcept in de psychiatrie. Zo schrijft een antropoloog dat PTSS meer een cultureel fenomeen zou vertegenwoordigen dan een werkelijke stoornis. De psychiatrie, zo wordt betoogd, verengt traumatische ervaringen tot een medische diagnose in plaats van tot een maatschappelijk probleem. Het PTSS behoort daarom niet tot de competentie van de psychiatrie. Vanuit feministische hoek worden soortgelijke geluiden vernomen: de psychiatrie zou met PTSS en bijvoorbeeld meervoudige persoonlijkheidsstoornissen vrouwen wederom in de positie van afhankelijkheid en onmondigheid plaatsen.

Behandeling

De behandeling van een complexe PTSS is langduriger dan die van een eenvoudige PTSS. De psychopathologie van slachtoffers van seksueel misbruik in de jeugd en van veteranen of oorlogsslachtoffers volgt de lijnen van onder andere complexe PTSS, borderlinepersoonlijkheidsstoornis en dissociatieve identiteitsstoornis. De behandeling kent een zeer uitgebreid palet aan mogelijkheden, van psychodynamische behandeling en hypnotherapie tot 'Eye Movement Desensitization and Reprocessing' (EMDR). Tevens zijn er poliklinische vormen van groepstherapie ontwikkeld. Behandelvormen die geïnspireerd zijn door cognitieve en gedragstherapeutische scholen zijn momenteel erg in opkomst.
Het verdient over het algemeen de voorkeur de behandeling poliklinisch en liefst kort (maanden) toe te passen, waarbij patiënt en behandelaar overzicht over de vordering kunnen houden. Wanneer echter een adequaat steunsysteem ontbreekt of wanneer meerdere behandelingsmodaliteiten moeten worden toegepast, zoals psychomotorische therapie, groepsbehandeling en creatieve therapie, kan dagbehandeling de voorkeur verdienen. Dit geldt ook wanneer persoonlijkheidsstoornissen het

beeld compliceren. Indien comorbiditeit in sterke mate de PTSS compliceert, kan dit een indicatie zijn voor klinische behandeling.
In de eerste fase van elke behandeling dient het opbouwen van een voor de patiënt 'veilige' relatie centraal te staan. Een diep wantrouwen, vaak in combinatie met het onvermogen intiemere vertrouwelijke relaties aan te gaan, kenmerkt veel traumaslachtoffers. Over de resultaten van voornoemde behandelingen valt nog weinig te zeggen. De beschrijvingen hiervan bieden geen mogelijkheden tot het formuleren van richtlijnen.

De volgende behandelingen worden gebruikt (opsomming niet uitputtend):

- *Hypnose*. Hypnose is een methode die buiten het directe bewustzijn van de cliënt om in staat is verborgen ervaringen naar de oppervlakte te brengen. De huidige hypnotherapie maakt gebruik van een combinatie van ontspanningsoefeningen en een trance waarbij het bewustzijn niet wordt uitgeschakeld. Daardoor is catharsis van emoties mogelijk.
- *Gedragstherapie*. De gedragstherapie is gericht op het verkrijgen van adequaat gedrag met behulp van een leerproces. Gedragstherapeuten gaan uit van een verkeerde programmering van de stressrespons bij PTSS. De bedoeling van gedragstherapie is om deze programmering ongedaan te maken, hetzij door reductie van angstreacties door middel van het langdurig aanbieden van de angstprovocerende situatie, hetzij door geleide herinnering, bandopnamen en schrijfopdrachten in combinatie met cognitieve herstructurering, eventueel gecombineerd met betekenisverlening en een afscheidsritueel zoals in Nederland ontwikkeld.
- *Psychoanalyse*. De klassieke psychoanalytische school richtte zich vooral op het oplossen van oude, kinderlijke conflicten. Daarbij respecteert de therapeut de cliënt volledig en biedt deze een veilige situatie aan. Een belangrijk resultaat van de psychoanalytische methode is dat de cliënt zich minder een prooi voelt van allerlei onbewuste neigingen en zich meer verbonden voelt met anderen. Psychotraumatisering door oorlog en seksueel geweld betekent, naast het wegvallen van een (voorheen) basaal veilig wereldbeeld, ook een verlies van verbondenheid met anderen. Hierdoor kan niet alleen PTSS

ontstaan, maar wordt ook de persoonlijkheid, of bij kinderen de persoonlijkheidsontwikkeling, ingrijpend ontregeld.

- *Medicatie.* De verstoorde neurotransmissie bij PTSS kan in principe medicamenteus worden gecorrigeerd. De biologische verstoringen reageren maar gedeeltelijk op de momenteel beschikbare psychofarmaca, in het bijzonder antidepressiva.
- EMDR. Bij EMDR worden traumatische herinneringen gedoseerd teruggehaald en afgewisseld met perioden waarin de ogen een ritmisch bewegende hand volgen. De betrokken persoon beleeft daarna de emotionele lading rond de herinnering niet meer in een overweldigende mate en komt ook cognitief tot de conclusie zich te druk gemaakt te hebben over de bewuste gebeurtenis.

Bij het zoeken naar effectieve behandelingen groeien de psychoanalytische school en de gedragscognitieve scholen naar elkaar toe, terwijl ook neurobiologische aspecten zijn herondekt. Tegelijkertijd zijn er tegenwoordig ook weerstanden te constateren tegen een medicalisering van het psychotrauma. In dat opzicht zijn zelfhulpbewegingen, oftewel lotgenotengroepen, van belang als een poging om zonder het medische regime en zonder de definities daarvan, problemen op te lossen.

Debriefing

Een voorbeeld is de methode van *debriefing* waarbij binnen 72 uur na een trauma in een groepssessie aandacht wordt geschonken aan emotionele reacties, het vertellen van het verhaal en aan mogelijke gevolgen van trauma in de vorm van PTSS. Uit meerdere studies is echter gebleken dat de deelnemers aan deze sessies soms slechter af zijn dan degenen die verstek lieten gaan. Hierdoor is er ook aandacht gekomen voor mogelijk schadelijke gevolgen van acute interventies. Het zijn vooral de klachten van overmatige prikkelbaarheid die na debriefing blijken toe te nemen.

De paradox is dat de deelnemers aan debriefing desondanks vaak zeer tevreden waren met de opvang. Deze tevredenheid is echter niet per definitie synoniem voor de afname van symptomen.

Complicaties

De behandeling van getraumatiseerde patiënten kan schadelijke gevolgen hebben voor zowel de gezondheid en het welbevinden van hulpverleners individueel als die van teams. Dit verschijnsel heet *secundaire traumatisering*. Mensen die zwaar getraumatiseerde slachtoffers intensief verzorgen en behandelen kunnen door dit werk zo beschadigd worden dat zijzelf klassieke symptomen van een posttraumatische stressstoornis krijgen. Bij een team onder stress bestaan de verschijnselen uit vermijding van de uitwisseling van gegevens en ervaring, veel klagen en overdreven agressief gedrag jegens de leiding en de buitenwereld.
Preventie van secundaire traumatisering is in principe goed mogelijk.

Prognose

Bij ernstige persoonlijkheidsveranderingen moet soms geconstateerd worden dat de behandeling slechts kan leiden tot het optimaal leren omgaan met de symptomen.

Verpleegkundige anamnese

Een cliënt met PTSS kan onverschillig overkomen, bijvoorbeeld bij het navragen van verwachtingen ten aanzien van de ingreep of het onderzoek, of bij het vragen naar de beleving van de aanwezige ziekte of het vermoeden van een ziekte. Op die momenten komt (indirect) het gevoelsleven van de cliënt ter sprake. Mogelijk valt de onverschilligheid van de cliënt op en wekt dit irritatie. De moeite om informatie te verzamelen of om de cliënt iets te vertellen is immers ook in het belang van de cliënt, terwijl het de cliënt niet lijkt te interesseren. Het is echter geen bewuste keuze van de cliënt; vanwege de PTSS is dit mogelijk de enige manier om ermee om te gaan op het moment dat het gevoelsleven direct of indirect besproken wordt.

- Respecteer de onverschillige houding, maar draag er wel zorg voor, dat alle informatie wordt verkregen en verstrekt.
- Blijf bij de feiten: de cliënt heeft informatie nodig en moet informatie geven. Geef op zakelijke wijze een motivatie als de cliënt vraagt waarom hij zoveel moet vertellen of wanneer de cliënt geïrriteerd reageert.

- Wees terughoudend met het bespreken van eigen irritatie met de cliënt zelf. Het is beter om na afloop van het gesprek de irritatie even te ventileren bij een collega.
- Ruim meer tijd in voor het afnemen van de verpleegkundige anamnese dan je zou doen op grond van de reden van de opname. Mogelijk is meer tijd nodig om de cliënt volledig te informeren en deze zich op zijn gemak te laten voelen. Is deze extra tijd niet vrijgemaakt, dan moet de anamnese gehaast worden afgenomen, wat onrust schept, ook voor de cliënt, waardoor de anamnese mogelijk onvolledig plaatsvindt.

De verpleegkundige anamnese heeft de volgende functies:
- Informatie verzamelen.
- Informatie verstrekken.
- Verwelkomen van de cliënt.

INFORMATIE VERZAMELEN

Bij het verkrijgen van informatie is het belangrijk om zicht te krijgen op aan- of afwezigheid van vaker voorkomende verpleegkundige diagnosen bij deze cliëntencategorie, zoals: inadequate/defensieve en/of ineffectieve probleemhantering, angst, vrees, machteloosheid, sociale isolatie, een verstoord slaap- en rustpatroon, een verstoord denken en beslisconflicten. De wijze waarop de cliënt problemen hanteert, moet dan ook zorgvuldig als volgt worden bevraagd:
- Heeft de patiënt de afgelopen 1 à 2 jaar grote veranderingen doorgemaakt in zijn leven? Was er in die periode sprake van een crisis? (Het antwoord op deze vraag kan maar hoeft geen betrekking te hebben op het trauma naar aanleiding waarvan de PTSS is ontstaan.)
- Heeft de patiënt iemand met wie hij goed over zijn problemen kan praten? Is deze persoon ook tijdens de opname beschikbaar? (De cliënt met PTSS kan zich teruggetrokken hebben uit sociaal contact. Binnen een relatie kan de PTSS bijgedragen hebben aan relationele problemen. Binnen gezinsverband kan er sprake zijn van een min of meer buiten het gezinsleven staan van de cliënt. Er kan echter ook sprake zijn van een vertrouwenspersoon. Zoek in dit geval uit en bespreek met de cliënt hoe deze laatste bij het verpleegproces betrokken kan worden.)

- Voelt de patiënt zich over het algemeen gespannen of ontspannen? Wat helpt voor de patiënt als hij zich gespannen voelt? Gebruikt de patiënt medicatie, alcohol of (soft)drugs om zich te ontspannen? (Bij een cliënt met PTSS is de laatste vraag zeker niet overbodig. Om minder te hoeven voelen, komt gebruik van of verslaving aan alcohol, tranquillizers of drugs vaker voor.)
- Op welke manieren gaat de patiënt met problemen om als deze zich voordoen? Wat heeft de patiënt in het verleden geprobeerd? Kan de patiënt deze manieren ook gebruiken tijdens de opname?
- Wat levert het voor de patiënt op als hij op deze wijze met problemen omgaat?

Copingsstijl. Bevraag de wijze van probleemhantering. Dit maakt de copingstijl van de cliënt duidelijk.

Copingstijl
is te typeren als:
- Probleemgericht: Het probleem aanpakken en informatie inwinnen over het probleem en hoe ermee om te gaan.
- Emotiegericht: Het uiten van emoties, ventileren.
- Responsgericht: De gevolgen van ervaren stress verminderen.

Bespreek, nadat de copingstijl in kaart is gebracht, wie wat kan doen als er sprake is van stressbeleving door de cliënt. Denk hierbij bijvoorbeeld aan het doen van ontspanningsoefeningen door de cliënt zelf of aan het bieden van een luisterend oor. Is toepassing van een bepaalde wijze van coping niet mogelijk, bijvoorbeeld in geval van drugsgebruik, bespreek dan alternatieven. Betrek hierbij de vertrouwenspersoon, het gezin of de familie en andere hulpverleners, bijvoorbeeld de partner van de cliënt. Deze kan vaak goede informatie geven over hoe de cliënt met stress omgaat, maar kan ook goed vertellen wat deze zelf doet ter ondersteuning van de cliënt hierin.
Leidend principe bij het afspraken maken over de omgang met stress is aansluiten bij de stijl van de cliënt (en zijn primaire

sociale omgeving). Leg afspraken met de cliënt vast in het verpleegplan.

Slaap-rustpatroon. Het is belangrijk een goed beeld te krijgen van het slaap-rustpatroon. Problemen hierbij komen bij de cliënt met PTSS regelmatig voor. Omdat er sprake is van een ingreep of onderzoek is het mogelijk dat de cliënt recent nog slechter heeft geslapen. Vraag of de cliënt slaapmedicatie gebruikt. Is dat niet het geval, overleg dan met de behandelend arts over het eventueel voorschrijven daarvan of van rustgevende medicatie. (Let op: mogelijk is er sprake van middelenafhankelijkheid.) Denk in dit kader ook aan ontspanningoefeningen of het bieden van een luisterend oor. Leg wat je afspreekt met de cliënt en eventueel met de behandelend arts vast in het verpleegplan.

Angstniveau. Afhankelijk van de reden waarvoor de cliënt komt (aanwezigheid van, ernst van, onderzoek naar eventuele ziekte), kan het angstniveau van de cliënt verhoogd zijn. Omdat dit angstniveau eerder hoger dan lager ligt bij een cliënt met PTSS, kun je onder andere bij het meten van de tensie en de pols, en eventueel het vaststellen van de ademhalingsfrequentie onbetrouwbare waarden vaststellen. Een goed alternatief is het uitstellen van deze metingen. De cliënt kan zich dan eerst wat meer op zijn gemak gaan voelen.

INFORMATIE VERSTREKKEN

De eventuele problemen ten aanzien van de concentratie bij de cliënt (verstoord denken) moeten ook bij de anamnese aandacht krijgen. De cliënt ontvangt bij binnenkomst veel en mogelijk ook nieuwe informatie. Ga na of de cliënt alle informatie krijgt en begrepen heeft.

- Verstrek de informatie in kleinere onderdelen.
- Herhaal ze daarna per onderdeel (samenvattend).
- Ga bij de cliënt na of hij nog vragen heeft naar aanleiding van de informatie.
- Vraag eventueel de cliënt om de informatie te herhalen.

VERWELKOMEN VAN DE CLIËNT

Bij het verwelkomen moet extra aandacht worden besteed aan het zich op zijn gemak laten voelen van de cliënt. Dit doe je al deels door de cliënt volledig en begrijpelijk te informeren. Een zakelijke afstand is beter dan een warme nabijheid. Het is niet voor niets dat de cliënt met PTSS zich eerder terugtrekt uit sociaal

contact dan dat hij zich daar in stort. Het handhaven van een zakelijke en duidelijke afstand is zowel empathisch als bevorderend voor een gevoel van veiligheid. Dat geldt zeker in de fase van kennismaking, waarbij er veel op de cliënt afkomt.
Ook is aan te raden om een of twee eerstverantwoordelijke verpleegkundigen aan te wijzen. De cliënt weet dan bij wie hij in eerste instantie met zijn vragen en onzekerheden terecht kan.

Verpleegkundige interventies bij opname

De cliënt met PTSS kan machteloosheid ervaren nu hij een onderzoek of ingreep moet ondergaan en zich hiervoor deels aan onbekenden moet overgeven.

- Verstrek volledige en begrijpelijk informatie. Dit kan het gevoel van machteloosheid bij de cliënt verminderen.
- Biedt keuzemogelijkheden aan. Daarmee wordt de cliënt gevraagd mee te denken over zijn behandeling, verpleging en eventueel verblijf. Dit kan op vaak eenvoudige wijze. Als de cliënt bijvoorbeeld opgenomen wordt en op een driepersoonskamer komt te liggen, vraag dan, als die mogelijkheid er is, op welk bed de cliënt opgenomen wil worden. Soms is een bed aan de raamzijde tegelijk een plek waarvandaan de cliënt de gehele ruimte kan overzien. Dit overzicht geeft daarmee een gevoel van veiligheid. Soms is een bed aan de deurzijde tegelijk een plek waarvandaan de cliënt zich kan snel kan verwijderen van de kamer zonder eerst zijn kamergenoten te hoeven passeren.
- Observeer en bevraag de cliënt op kenmerken van een depressie, persoonlijkheidsproblematiek of middelenafhankelijkheid (zie boven). Beschrijf natuurlijk ook het huidige medicatiegebruik.

Samengevat met betrekking tot anamnese en opname:

- Wellicht ten overvloede en mogelijk altijd al van toepassing in de instelling: probeer de cliënt een of twee eerstverantwoordelijke of eerst aanspreekbare verpleegkundigen toe te wijzen.
- Informeer volledig en begrijpelijk. Neem hiervoor zo nodig extra tijd. Vraag de cliënt door jou verstrekte informatie te herhalen of vat deze zelf samen.
- Maak met de cliënt eenduidige afspraken over wie wat doet op het moment dat de cliënt gespannen dreigt te raken. Betrek

hierin ook de eventuele partner of andere vertrouwenspersoon. Bespreek met de cliënt, binnen de mogelijkheden hiertoe, de inzet/aanwezigheid van een persoon die door de cliënt vertrouwd wordt.
- Observeer de cliënt op de eventuele aanwezigheid van kenmerken van depressie, persoonlijkheidsproblematiek en/of middelenafhankelijkheid.
- Bespreek in overleg met de cliënt eventueel gebruik van rustgevende medicatie of slaapmedicatie en/of ontspanningsoefeningen.
- Biedt de cliënt, naast reële keuzemogelijkheden met betrekking tot het verblijf, ook keuze ten aanzien van de verpleging, pre- en postoperatieve zorg en nazorg.

Verpleegkundige interventies preoperatief

Als de cliënt wordt opgenomen voor een ingreep of onderzoek is het risico op toename van het angstniveau van de cliënt verhoogd. Dit kan gebeuren door de psychoactieve werking van de eventuele narcose: de cliënt krijgt last van herbelevingen bij het uit de narcose komen. Ook kan dit verhoogde angstniveau veroorzaakt worden door het zich helemaal moeten overgeven aan de hulpverlener(s), waardoor de cliënt zich bijvoorbeeld terugtrekt, of helemaal verstart. Ook kan de cliënt verbaal en/of fysiek agressief worden. In dat geval is er sprake van een complicatie (zie hieronder).

De volgende interventies zijn dan ook preoperatief van belang:
- Informeer de cliënt volledig en begrijpelijk. Vertel ook, indien van toepassing, wat en wie de cliënt kan verwachten als hij uit narcose komt en waar hij zal zijn.
- Zie erop toe dat artsen en andere betrokken hulpverleners zich voorstellen aan de cliënt en de cliënt eveneens volledig en begrijpelijk informeren.
- Maak samen met de cliënt afspraken over wie wat doet als de cliënt in paniek raakt. Neem deze afspraken op in het verpleegplan.
- Informeer hulpverleners die de cliënt na de operatie als eerste zullen zien over de aanwezigheid van PTSS (bijvoorbeeld Recovery of IC-afdeling) en noteer informatie hierover in het verpleegplan.

- Observeer de cliënt op eventuele toename van angst (verstarren, agitatie, lichamelijke onrust, oogcontact vermijden, bleek uiterlijk, oppervlakkiger ademhalen, verhoogde pols, verhoogde bloeddruk).

Verpleegkundige interventies postoperatief

- Observeer de cliënt op de aanwezigheid van symptomen van (toegenomen) angst.
- Evalueer met de cliënt hoe hij de ingreep of het onderzoek heeft ervaren. Laat het van de copingstijl van de cliënt afhangen hoeveel aandacht hieraan wordt besteed. Besteed relatief veel tijd aan ventileren als dit een door de cliënt gehanteerde copingstijl is. Als ventileren juist niet bij de cliënt past, forceer dat dan nu ook niet (denk hierbij aan de eerder verstrekte informatie over het selectieve nut van *debriefing*. De een helpt het wel en de ander juist niet).
- Is er sprake van toegenomen angst, bespreek dit dan met de cliënt en overleg samen met hem over hoe hiermee om te gaan. Als de cliënt door de toegenomen angst tijdelijk verminderd in staat is om hierover te overleggen, kan worden geput uit de informatie die is vastgelegd tijdens de anamnese. Geef de cliënt alternatieven waaruit hij kan kiezen.
- Ondersteun de cliënt in het uitvoeren van deze alternatieven, want kiezen iets te doen impliceert niet altijd dat het ook gedaan wordt (denk onder andere aan verstarren).

Verpleegkundige interventies bij complicaties

TOEGENOMEN ANGSTNIVEAU

Bij een toegenomen angstniveau kan de cliënt het onderzoek of de ingreep weigeren (vluchten) of verstarren.

Reageer in ieder geval *niet* als volgt:

- De cliënt speels aanmoedigen tot het gewoon doorgaan met de ingreep of ondergaan van het onderzoek: de angst neemt hierdoor eerder toe dan af. Als de cliënt de verpleegkundige voldoende vertrouwt, kan aanmoedigen wel werken. Vertrouwen moet blijken uit uitspraken van de cliënt zelf of zijn directe omgeving, bijvoorbeeld de vertrouwenspersoon. Uitspraken als: ‘Ik heb het gevoel dat we een klik hebben’ kunnen minder betrouwbaar zijn.

- De cliënt overtuigend of streng aanmoedigen tot het gewoon doorgaan met het ondergaan van de ingreep of de operatie: hierdoor neemt de angst waarschijnlijk toe en zal de cliënt bijna zeker afhaken of, overigens zeer invoelbaar, (dreigend) agressief naar jou of andere aanwezigen kunnen worden.
- Weersta de druk van andere hulpverleners om toch door te duwen, bijvoorbeeld vanwege een operatieschema. Laat hulpverleners die op de cliënt wachten, weten dat er uitstel is gezien het optreden van een complicatie. Informeer de hulpverleners ook over de toedracht. Vraag hen eventueel hun planning aan te passen. Hiermee ontstaat gelegenheid om samen, zonder de druk van wachtende hulpverleners, een oplossing te zoeken voor de ontstane complicatie.

Reageer als volgt:
- Staak alle handelingen die gedaan worden in voorbereiding op het onderzoek of de ingreep (zie ook hierboven).
- Benoem wat op dat moment zichtbaar is. Benoem gedrag van de cliënt waarin plotseling een verandering optreedt, bijvoorbeeld: 'Ik meen te zien dat u oppervlakkiger adem begint te halen. Klopt dat?' Zeg in eerste instantie niet: 'Volgens mij bent u bang!' Dit kan namelijk zeer indringend en hiermee bedreigend zijn. Als de cliënt op jouw vraag naar het oppervlakkig ademhalen positief antwoordt, geeft hij de gelegenheid om de onrust of de verstarring te bespreken. Eventuele angst is dan ook beter bespreekbaar.
- Bespreek met de cliënt wat te doen met de ontstane onrust of verstarring. Kennis van de wijze van probleemhantering van de cliënt komt hierbij goed van pas. Dan kan een voorstel worden gedaan dat aansluit bij de copingstijl van de cliënt, bijvoorbeeld het doen van ontspanningsoefeningen, of worden nagevraagd of de cliënt mogelijk onvoldoende op de hoogte is van wat er staat te gebeuren.
- Probeer altijd zelf rustig te blijven. Eventuele eigen onrust, angst, irritatie enzovoort, kan door de cliënt ervaren en betekenis gegeven worden, bijvoorbeeld 'dat jij het ook niet meer weet', met nog meer onrust bij de cliënt als gevolg. Dat geldt ook voor onrust die niet geuit wordt.

AGRESSIE

Bij een hoger angstniveau kan er in plaats van verstarren of terugtrekken ook agressie optreden.
Ga niet in de tegenaanval. Reageer op uitschelden niet met terugschelden, en op het aannemen van een dreigende houding niet met: 'Kom maar op!'

Reageer als volgt:

- Benoem de boosheid van de cliënt. Het heeft geen zin om bij dreigende agressie de vraag naar de emotie rustig in te leiden. Het benoemen van de boosheid maakt de cliënt duidelijk dat zijn boosheid is gezien. Op het moment dat de cliënt zijn boosheid toegeeft, is de top van de agressie er vaak al af.
- Benoem duidelijk welke grenzen er zijn aan het gedrag van de cliënt en benoem duidelijk wat wel en wat niet kan, bijvoorbeeld: 'Ik zie dat u boos bent. Ik denk ook te snappen hoe dat komt. Wat ik in ieder geval niet wil, is (bijvoorbeeld) dat u mij slaat of dat u mij uitscheldt.' Benoem dus wat er is. Verzin niet iets wat er niet is.
- Benoem vervolgens wat mogelijk is. Probeer hierbij aan te sluiten bij de copingstijl van de cliënt. Geef een aantal reële alternatieven waaruit de cliënt zelf kan kiezen. (Eerder werd al beschreven, waarom aanbieden van keuzemogelijkheden aan te raden is.) Soms kan het helpen om even het contact te verbreken en op een afgesproken tijdstip terug te keren als de cliënt in geval van stress zich bij voorkeur even terugtrekt. Kom dan inderdaad wel uiterlijk op het afgesproken tijdstip terug.
- Ook hier geldt: probeer zelf rustig te blijven. Spreek bedoelingen uit: 'U bent nu boos. Ik snap dat. U en ik, we gaan er samen toch uitkomen.' Kies uiteraard wel eigen woorden.

Verpleegkundige interventies bij ontslag

- Evalueer de verleende zorg met de cliënt en de vertrouwenspersoon, maar daarnaast ook met teamleden. De verpleging van een cliënt met PTSS kan namelijk een zware wissel trekken op de verpleegkundigen zelf. Duurt een opname van een cliënt met PTSS langere tijd, dan is een tussentijdse evaluatie/intervisie zeker aan te raden.

- Geef de cliënt informatie over nazorg door andere zorgaanbieders. Bied hierbij alternatieven aan, zodat de cliënt kan kiezen.
- Draag zorg voor een goede overdracht naar collega's die de nazorg op zich nemen.

Literatuur

Aarts PGH, Visser WD, redactie. Trauma: diagnostiek en behandeling. Houten/Diegem: Bohn Stafleu van Loghum; 1999.

American Psychiatric Assocation. Diagnostische criteria van de DSM-IV-TR, beknopte handleiding. Lisse: Swets en Zeitlinger BV; 2003.

American Psychiatric Association. Diagnostic and Statistical Manual of Mental Disorders, third edition, DSM-III. Washington DC: APA; 1980.

Freeve A, Olff M. Na al die jaren denk ik nog steeds aan de oorlog. In: Balkom AJLM van, Hengeveld MW, redactie. Probleemgeoriënteerd denken in de psychiatrie. Utrecht: De Tijdstroom; 2005. p. 265-72.

Luynda Juall Carpenito. Zakboek verpleegkundige diagnose, negende editie. Groningen/Houten: Wolters Noordhoff BV; 2002.

Townsend MC. Verpleegkundige diagnostiek in de psychiatrie, Maarssen: Elsevier Gezondheidszorg; 2003.

Vandereycken W, Deth R van. Psychiatrie. Houten: Bohn Stafleu van Loghum; 2002.

WHO.ICD-10 Classificatie van psychische stoornissen en gedragsstoornissen. Lisse: Swets en Zeitlinger BV.; 1994.

Velde V van der. Multidisciplinaire richtlijn Angststoornissen. [beschikbaar via www.ggzrichtlijnen.nl]

Websites

www.cogis.nl
www.v-s-k.nl
www.transact.nl

Adressen

Stichting Cogis, Kenniscentrum Vervolging, Oorlog & Geweld
Da Costakade 45
3521 VS Utrecht

Vereniging tegen seksuele kindermishandeling binnen het gezin, familie en andere vertrouwensrelaties (VSK)
Postbus 641
3500 AP Utrecht

TransAct, Kenniscentrum huiselijk en seksueel geweld
Postbus 1413
3500 BK Utrecht

7 Schizofrenie

H.M.G. Bolster, verpleegkundig consulent psychiatrie
met dank aan mw. B. Rooijackers, praktijkopleider psychiatrie,
dhr. W. van Bree, psychiater

Ziektedefinitie

In het handboek voor psychiatrische stoornissen, de DSM-IV (*Diagnostic and Statistical Manual of Mental Disorders, 4th edition*), wordt schizofrenie gerekend tot de psychotische stoornissen.
Psychotische stoornissen kenmerken zich door een (ernstige) verstoring van de realiteit en het verloren gaan van de eenheid van denken, voelen, willen en handelen.
Schizofrenie is een collectieve benaming voor een groep verschillende psychotische stoornissen. Bij psychoses van het schizofrene type is het identiteitsgevoel, de realiteitszin en het contact met de omgeving verstoord en is het adaptieve vermogen ernstig aangetast. Schizofrenie wordt gerekend tot de functionele psychotische stoornissen. Dat wil zeggen dat aan de psychose geen opvallende organische afwijkingen ten grondslag liggen en stemmingsafwijkingen niet op de voorgrond staan.
Het stellen van de diagnose schizofrenie is vaak lastig. Verschillende neurologische en somatische aandoeningen kunnen psychotische verschijnselen veroorzaken, zoals multipele sclerose, infectieziekten, epilepsie en hormonale afwijkingen. Datzelfde geldt voor psychoactieve stoffen zoals cocaïne en amfetaminen.
Schizofrenie ontwikkelt zich geleidelijk, maar openbaart

zich in de regel na ingrijpende gebeurtenissen, de zogeheten 'life-events', zoals overlijden, verhuizing, geboorte of scheiding. De ziekte wordt gekenmerkt door één of meerdere acute fase(n) van enige weken tot enkele maanden, waarin men manifest psychotisch is. Na deze fase kan de patiënt helemaal herstellen (ongeveer een vijfde kent een gunstig beloop), maar bij een groot aantal patiënten blijven gedragsbeperkingen langdurig of zelfs permanent aanwezig. Deze beperkingen nemen toe naarmate de ziektegeschiedenis langer is en de acuut psychotische perioden frequenter optreden.
Bij schizofrenie is er sprake van een combinatie van verschijnselen, die niet gelijktijdig hoeven op te treden. De ziekte kent vele gezichten; de ene schizofrene patiënt heeft heel andere symptomen dan de andere en het beeld kan bij één en dezelfde patiënt in de loop van de tijd sterk wisselen. De ziekte wordt onderverdeeld in verschillende typen: het paranoïde type, het gedesorganiseerde type, het katatone type, het ongedifferentieerde type en het resttype. Het onderscheid in verschillende typen is slechts van betrekkelijke waarde, maar voor de herkenning van de aandoening nog wel van betekenis.
De eerste schizofrene psychose openbaart zich meestal in de adolescentie of de vroege volwassenheid. Het is een aandoening die dus vooral jonge mensen treft. Naar schatting komt schizofrenie in Nederland voor bij circa 1% van de bevolking (ongeveer 130.000 mensen).

Oorzaak

De stoornis ontwikkelt zich binnen het complexe samenspel van biologische, psychologische en sociale factoren. Patiënten hebben een genetisch bepaalde kwetsbaarheid, die onder invloed van psychologische en/of sociale factoren tot schizofrenie kan leiden. Men spreekt ook wel van het kwetsbaarheids-stress-model. De volgende factoren spelen een rol bij het ontstaan van schizofrenie:

- *Biologische factoren (erfelijkheid).* Genetisch onderzoek heeft aangetoond dat schizofrenie familiair voorkomt en de naaste familieleden een vijf- tot vijftienmaal grotere kans hebben om schizofrenie te krijgen. De laatste jaren heeft men met behulp van beeldvormend onderzoek (MRI, PET) hersenafwijkingen gevonden bij een deel van de schizofrene patiënten. Zo blijken de hersenventrikels vergroot en is de frontale hersenschors minder actief. Het is vooralsnog onduidelijk waardoor deze afwijkingen worden veroorzaakt. Een andere biologische oorzaak wordt gezocht in de verstoring van neurobiochemische processen. Dopamine, een neurotransmitter, is bij mensen met schizofrenie in bepaalde hersengebieden overactief. Deze bevinding wordt ondersteund door het feit dat de klassieke antipsychotische medicatie haar werkzaamheid ontleent aan de blokkering van de dopaminereceptoren in de hersenen. De overactiviteit van dopamine lijkt vooral verband te houden met 'positieve' symptomen, zoals wanen, hallucinaties en incoherentie. De precieze betekenis van dopamine voor het ontstaan van schizofrenie is nog onduidelijk. Daarnaast blijkt een andere neurotransmitter, serotonine, een rol te spelen. Een onbalans in de serotonerge neurotransmissie is van invloed op het ontstaan van zowel de positieve als negatieve symptomen. De moderne atypische antipsychotica grijpen hier op in.

- *Psychologische factoren.* Mensen met schizofrenie hebben beperkingen in hun cognitieve functioneren. Zij ervaren problemen bij de verwerking van prikkels die in hoog tempo of met veel tegelijk op hen afkomen, vooral wanneer zij weinig of geen tijd hebben om beslissingen te nemen of om te reageren. De informatieverwerking in de hersenen verloopt als het ware niet goed. Het lijkt alsof er onvoldoende bescherming is tegen alle zintuiglijke prikkels, vooral wanneer deze prikkels complexe of emotioneel beladen onderwerpen betreffen. Deze mensen moeten dus veel meer bewuste aandacht opbrengen voor het verwerken van informatie dan gezonde mensen, wat leidt tot concentratiestoornissen en snelle vermoeidheid.
  Aangezien de patiënten over beperkte copingvaardigheden beschikken, kunnen stressvolle, ingrijpende en onverwachte emotionele gebeurtenissen een psychose uitlokken.
- *Sociale factoren.* De omgeving (familie, werk, vrienden, woonsituatie) is medebepalend voor de mate van ervaren stress. Een te kritische, opdringerige of te emotionele houding, een omgeving waar veiligheid, bescherming en sociale steun ontbreken en waar te hoge eisen worden gesteld, ervaren mensen

met schizofrenie als belastend. Ook dergelijke stressfactoren kunnen het ontstaan van een psychose bevorderen.

Verschijnselen

De acute fase van schizofrenie wordt gekenmerkt door psychotische verschijnselen met als meest typische de zogenoemde *positieve* symptomen, zoals wanen, hallucinaties en verward denken, met als mogelijk begeleidende verschijnselen angst, depressie, achterdocht of opwinding. Deze fase gaat vaak gepaard met het gevoel innerlijk uit elkaar te vallen. Dit besef kan de patiënt hevige angst bezorgen. Het ziekteverloop kent rustigere niet-acute fasen waarin de patiënt echter op een veel beperkter niveau functioneert dan vóór het uitbreken van de ziekte. Tijdens deze remissiefase spreekt men van de zogeheten *negatieve* symptomen. De patiënt heeft weinig energie, toont weinig emoties, is mentaal snel uitgeput en voelt zich leeg en somber.
Symptomen van schizofrenie kunnen zich op de volgende gebieden manifesteren:

- *Cognitief functioneren.* Formele denkstoornissen, waarbij de organisatie van het denken gestoord is, zijn vaak typerend voor de acute fase. Het denken is incoherent en verward. Kenmerkend is het van de hak op de tak springen en de vreemde associaties, met andere woorden: de gedachtegang is moeilijk te volgen. Vaak verloopt het denken vertraagd of is er nauwelijks sprake van gedachten (gedachtearmoede). Het abstracte denken is verstoord; figuurlijke betekenissen worden bijvoorbeeld letterlijk uitgelegd.
  Daarnaast zijn er ook de inhoudelijke denkstoornissen. *Wanen*, die bijna altijd aanwezig zijn, zijn overtuigingen die niet berusten op werkelijkheid, maar die wel voor waar worden aangenomen. Zo kan de patiënt denken achtervolgd of vergiftigd te worden (paranoïde waan), over uitzonderlijke gaven te bezitten of Jezus of God te zijn (grootheidswaan), of hij denkt dat wat andere mensen zeggen of doen betrekking heeft zichzelf (betrekkingswaan). Naast wanen komen ook *hallucinaties* voor. Bij hallucinaties is er sprake van stoornissen in het waarnemen op zintuiglijk gebied (zicht, tast, reuk, smaak en gehoor). De patiënt neemt dingen waar die er niet zijn. De meest voorkomende hallucinatie bij schizofrenie is het horen van stemmen (akoestische hallucinaties). De stemmen richten zich tot

de patiënt of praten over de patiënt. Ze kunnen de patiënt opdrachten (bevelshallucinaties) geven of leveren commentaar op het gedrag van de patiënt. Haptische hallucinaties treden ook vaak op. Dit zijn gehallucineerde gewaarwordingen binnen in het lichaam, zoals een branderig gevoel in de buik of tintelingen in het hoofd die doorgaans worden geïnterpreteerd als resultaat van stralingen of beïnvloedingen van buitenaf.

- *Affectief functioneren.* Het gevoelsleven is vervlakt. De patiënt kan niet meer genieten en er is sprake van een onvermogen tot het uiten van emoties; blij zijn of boos worden lukt niet meer. Emoties worden als vals en oppervlakkig beleefd. Hij kan het gevoel hebben dat de emoties onder externe controle staan.
- *Conatief functioneren.* Het gedrag wordt gekenmerkt door minder initiatief, verlies van spontaniteit en gebrek aan energie. In sommige gevallen treden er psychomotorische stoornissen op. Zo kan het gebeuren dat de patiënt, blijkbaar zonder enige aanleiding, in een katatone toestand terecht komt. Er zijn twee vormen die samen, apart, of afwisselend kunnen optreden:
  - van katatone opwinding is sprake wanneer, vanuit een overmatige neurovegetatieve activiteit, bij de patiënt een opwindingstoestand ontstaat met sterke bewegingsdrang; dit gedrag kan leiden tot uitputting en levensgevaarlijk zijn;
  - van katatone stupor is sprake wanneer de patiënt vervalt in een ontoegankelijke, immobiele, mutistische houding; deze houding kan levensgevaarlijk zijn door de neurovegetatieve stoornissen die optreden, zoals de aanzienlijke verhoging van de lichaamstemperatuur.

Diagnostiek

De diagnose schizofrenie is niet eenvoudig te stellen. Een acuut psychotisch toestandbeeld is niet alleen kenmerkend voor schizofrenie. Wanen en hallucinaties kunnen ook optreden bij kortdurende reactieve psychosen of organisch bepaalde psychosen. Om schizofrenie te onderscheiden van de organische psychosen dient lichamelijk onderzoek plus aanvullend somatisch onderzoek (laboratorium, beeldvormende diagnostiek) te worden gedaan. Daarnaast is het moeilijk om schizofrenie te onderscheiden van andere psychotische stoornissen of van de groep persoonlijkheidsstoornissen waarbij vreemd en excentriek gedrag op de voorgrond staan, of van de stemmingsstoornissen, die een

gelijkenis vertonen met de emotionele vervlakking die bij schizofrenie optreedt en die zo kenmerkend zijn in de niet-acute fase.
Bij de herkenning van schizofrenie is het beloop van belang. De symptomen moeten gedurende ten minste zes maanden aanwezig zijn. In deze periode moeten gedurende een maand ook symptomen uit de actieve fase aanwezig zijn. Daarnaast moet er sprake zijn van een duidelijke aanwijsbare achteruitgang in het sociale en beroepsmatige functioneren.
Verder is van belang om na te gaan hoe de patiënt vóór het uitbreken van de ziekte functioneerde. Hoe was de persoonlijkheid toen, op welk niveau functioneerde de patiënt en is daarin een verslechtering opgetreden? Gedetailleerde en betrouwbare hetero-anamnestische informatie door ouders, partners of kinderen is in deze van groot belang.

Behandeling

- *Opname.* Een psychose dient snel en adequaat behandeld te worden en is meestal de aanleiding tot een opname in psychiatrische setting. Wanneer het gedrag niet te sterk ontregeld is, geen gevaarscriteria aanwezig zijn of de last op de omgeving niet te groot is en adequate professionele hulp ter plekke, kan de behandeling ambulant plaatsvinden.
- *Medicatie.* In de acuut psychotische fase ligt de nadruk vooral op het bestrijden van de psychotische symptomen, zoals wanen en hallucinaties. In deze fase wordt vaak gekozen voor antipsychotica met een sederende werking, omdat deze gunstig werken bij sterke angst en opwinding. Na ongeveer veertien dagen worden genoemde symptomen minder. Na zes weken is pas goed te bepalen of het effect van de medicatie voldoende is. Medicatie die de patiënt op lange termijn moet gaan gebruiken is bij voorkeur niet sederend. In de regel moet de patiënt minimaal 1-2 jaar antipsychotische onderhoudsmedicatie blijven gebruiken. Bij het staken van de medicatie is de kans op terugval hoog.
  Het nadeel van antipsychotische medicatie zijn de bijwerkingen, zoals sufheid, duizeligheid, beven en verminderde beweeglijkheid, gewichtstoename en seksuele functiestoornissen. De bijwerkingen kunnen zodanig zijn dat ze compliance met betrekking tot therapietrouw sterk reduceren. Het is van

essentieel belang dat de patiënt en zijn familie goede voorlichting krijgen over het ziektebeeld en de voor- en nadelen van de medicatie. Voldoende tijd en aandacht geven aan het verstrekken van deze informatie is een van de belangrijkste peilers van deze behandeling.

- *Psychosociaal beleid.* Een andere belangrijke peiler van de behandeling is het psychosociale beleid. Dit beleid is gericht op voorlichting, rehabilitatie, resocialisatie en het voorkómen van recidieven. Voor de patiënt, maar ook voor diens netwerk zoals ouders, partner, kinderen of naasten, is het vóórkomen van schizofrenie altijd een ingrijpend gebeuren. Er heersen ten aanzien van de ziekte en de patiënt gemengde gevoelens, zoals medelijden, overbetrokkenheid, onbegrip en/of irritatie. Ook roept de ziekte veel vragen op betreffende de oorzaak, de consequenties en de prognose. Er is dan ook professionele begeleiding nodig, waarin steun wordt geboden, informatie wordt verstrekt en betrouwbare adviezen worden gegeven, zowel aan de patiënt als aan diens netwerk. Door deskundige voorlichting over de ziekte, het toekomstperspectief en de therapeutische mogelijkheden kan veel onnodige onrust en spanningen worden voorkomen. Dit beleid kan het acceptatieproces aanzienlijk vergemakkelijken. Per patiënt zal bekeken moeten worden hoe het niveau van sociaal functioneren is, wat de therapeutische mogelijkheden zijn, en of volledige of gedeeltelijke reïntegratie mogelijk is in de woonsituatie, op het werk of op ander gebied. Bij patiënten met ernstige beperkingen zal gezocht moeten worden naar intra- of semimurale leefsituaties, waarbij het accent meer ligt op verzorging dan op resocialisatie.

Complicaties

Mogelijke complicaties zijn:
- relaps (terugval) in de vorm van een psychose;
- angst;
- depressiviteit;
- middelenmisbruik/verslaving (alcohol, drugs, nicotine, cafeïne);
- therapieontrouw;
- risico op letsel voor zichzelf en/of anderen;
- sociaal isolement;

- sociale teloorgang;
- arbeidsongeschiktheid;
- suïcidaliteit/suïcide.

Prognose

Over de prognose kunnen nooit met zekerheid uitspraken gedaan worden. Schizofrenie is niet te genezen, maar door het gebruik van moderne antipsychotica veelal goed te behandelen. Hoe eerder de behandeling begint, hoe beter het te verwachten het resultaat. De medicatie zorgt ervoor dat de acute episoden verkort worden en recidieven worden voorkomen of uitgesteld. Ongeveer eenderde deel van de patiënten heeft een eenmalige psychotische episode, tweederde van de patiënten maakt meerdere episoden door. Gesteld kan worden dat de ziekte, vooral op de langere termijn, in mindere of meerdere mate schade aanricht aan het psychologische, sociale en beroepsmatige functioneren. Dit betekent dat de patiënt zijn leven lang kwetsbaar zal zijn. Medicatie, het creëren van een stabiele leefomgeving en psychosociale begeleiding zijn belangrijke elementen bij het verminderen van de psychische kwetsbaarheid en het voorkomen van recidieven, zodat de patiënt een zo zelfstandig mogelijk leven kan leiden.

Verpleegkundige anamnese

- De doelstelling van het anamnesegesprek zal mede bepaald worden door de actuele klachten, de ernst van de verschijnselen en de hulpvraag van de patiënt alsook de setting waarin de patiënt wordt opgenomen. Besteed aandacht aan de kennismaking, maak uw rol duidelijk en geef een korte en duidelijke uitleg over het doel van het gesprek.
- Voer het anamnesegesprek in een rustige gespreksruimte.
- Neem een luisterende, kalme en neutraal vriendelijke houding aan.
- Focus vooral op het hier en nu en op de klachten die op de voorgrond staan en die verband houden met de reden van opname.
- Indien het gesprek met de patiënt moeizaam verloopt: vraag om toestemming of u de vragen kunt stellen aan de (eventueel) aanwezige begeleiders (partner, ouders, hulpverlener).

- Vat regelmatig kort samen wat de patiënt heeft verteld.
- Laat het gesprek niet te lang duren.
- Plan zo nodig een vervolggesprek.

Verpleegkundige interventies bij opname

Indien een patiënt met schizofrenie wordt opgenomen voor somatisch onderzoek en/of een somatische behandeling moet er rekening mee worden gehouden dat een nieuwe, vreemde en soms hectische omgeving door de patiënt als psychisch belastend kan worden ervaren. Uitgangspunt is het zo veel mogelijk reduceren van deze belasting. Vuistregels voor de benadering van schizofrene patiënten zijn:

- Plan een verpleegkundige per dienst die als aanspreekpunt fungeert. Dit versterkt de herkenbaarheid en het vertrouwen.
- Plan een vaste verpleegkundige begeleider gedurende de opname.
- Neem een empathische houding aan; deze kan variëren van een luisterende tot een meer directieve benadering.
- Onderhoud een regelmatig en kortdurend contact met de patiënt. Respecteer wanneer de patiënt niet ingaat op het contact. Blijf het contact wel regelmatig aanbieden.
- Wees duidelijk, inzichtelijk en concreet over het eigen handelen.
- Verstrek informatie gedoseerd.
- De schizofrene patiënt kan moeilijk de motivatie en de energie opbrengen om tot activiteiten te komen, wat kan worden uitgelegd als onwil of luiheid, maar dit is zeker niet het geval. Probeer in overleg met de patiënt te komen tot een aantal minimale eisen met betrekking tot bijvoorbeeld zelfzorg en dagactiviteiten. Uw rol is stimulerend en ondersteunend.
- Ondersteun de structurering van het alledaagse leven van de patiënt vanwege diens onregelmatig leven en/of initiatiefloosheid. Aandachtspunten zijn het aanbieden van zinvolle tijdsbesteding, een zekere regelmaat in de activiteiten en voldoende zelfverzorging.
- Wees zorgvuldig met afstand en nabijheid. Schizofrene patiënten kunnen een grote mate van betrokkenheid en kritiek moeilijk verdragen. Wanneer er sprake is van veel kritiek, de nodige irritatie, ongeduld of juist een te grote betrokkenheid, kan dat een negatieve invloed hebben op hun gedrag. Voor

deze prikkels wordt het begrip 'expressed emotion' (EE) gebruikt ofwel emotioneel klimaat. Bij schizofreniepatiënten is sprake van een hoog EE-klimaat. Creëer bij de verpleegkundige benadering en begeleiding dan ook een veilig emotioneel klimaat. Laat in de praktijk voornamelijk de patiënt de aard en de frequentie van het contact bepalen. Probeer evenwicht te vinden tussen het bieden van verantwoorde zorg op maat en het respect voor de autonomie en de behoefte aan afstand van de patiënt.

- Verstrek de antipsychotische medicatie op de daarvoor afgesproken tijden. Overleg bij het tijdelijk staken van deze medicatie, vanwege bijvoorbeeld een operatie of ten behoeve van een onderzoek of behandeling, met de hoofdbehandelaar en/of de psychiater over herstarten van de voorgeschreven dosering of alternatieve toediening of over een alternatief antipsychoticum.

VERPLEEGKUNDIGE INTERVENTIE TIJDENS EEN PSYCHOSE

Een schizofrene patiënt die wordt opgenomen voor een somatische behandeling terwijl er ook sprake is van een psychotisch toestandbeeld, kan gespannen, angstig, emotioneel labiel, verward, in zichzelf gekeerd, vijandig en/of wantrouwend zijn. Een psychotische patiënt is over het algemeen zeer gevoelig voor de houding van anderen. De patiënt heeft vaak geen ziektebesef en/of een concrete hulpvraag.

De verpleegkundige interventies zijn, naast de somatisch verpleegkundige handelingen, ook gericht op het bestrijden van de psychose. Door het snel en adequaat behandelen van de psychose wordt in de regel de compliance van de patiënt verbeterd, wat een gunstige invloed heeft op het verloop van de behandeling. Het creëren van een veilige omgeving en het winnen van vertrouwen zijn hierbij belangrijke uitgangspunten. Ga als volgt te werk:

- Overleg met de hoofdbehandelaar over de noodzaak van het in consult vragen van een psychiater en/of verpleegkundig consulent psychiatrie, of overleg met de psychiater bij wie de patiënt op dat moment in behandeling is.
- Zie erop toe dat de patiënt de voorgeschreven medicatie inneemt. Observeer en rapporteer het effect van de medicatie en de eventuele bijwerkingen.

- Zorg voor een prikkelarme omgeving zoals een eenpersoonskamer.
- Het is belangrijk om met de patiënt over de psychotische uitingen, zoals wanen en hallucinaties, niet in discussie te gaan. Dit proberen te weerleggen leidt vaak tot conflicten of tot het verbreken van het contact. Neem de uitspraken serieus en probeer erachter te komen wat de patiënt voelt en denkt en probeer dit te begrijpen. Meegaan in de psychotische belevingen is echter niet de bedoeling. Waanideeën zijn bespreekbaar, maar maak de patiënt duidelijk dat uw werkelijkheid anders is, zonder de belevingen van de patiënt van de hand te wijzen.
- Bied structuur en veiligheid, in het bijzonder wanneer de patiënt door toedoen van psychotische belevingen angstig of onrustig is.
- Bied zo nodig ondersteuning bij zelfzorgactiviteiten zoals wassen, verschonen, voeding- en vochtinname. Door de psychotische belevingswereld kan het zijn dat de patiënt daar niet of nauwelijks aan toe komt. Een minder goede zelfzorg wordt regelmatig gezien bij schizofrene patiënten. Waak ervoor uw eigen normen en waarden te zeer op te leggen aan de patiënt. Samenwerken is in deze het leidende principe.
- Wees zo nodig directief in de benadering.

Verpleegkundige interventies bij (potentiële) complicaties

Bij patiënten met schizofrenie kunnen complicaties optreden. Of dit het geval is, is mede afhankelijk van een aantal factoren, zoals de ernst van de stoornis, de ernst van de klachten, de combinatie van de schizofrenie met een andere psychiatrische of somatische stoornis, de behandelsetting en het verloop van de behandeling. Soms treden er complicaties op en soms in het geheel niet.

ANGST

Psychotische patiënten kunnen onder invloed van stemmen of waanideeën extreem angstig worden. Dit maakt hen gespannen, onrustig, wantrouwend en suïcidaal; soms reageren de patiënten agressief. Een en ander kan leiden tot een moeizaam contact tussen de patiënt en de hulpverleners.

- Blijf kalm en rustig en kom niet bedreigend over. Houd gepaste afstand en blijf in de buurt.
- Houd de communicatie elementair; wees helder en duidelijk.

- Verminder zo veel mogelijk prikkels uit de omgeving die de angst doen toenemen.
- Bied zo nodig de voorgeschreven extra angstdempende of antipsychotische medicatie aan of pleeg overleg met de behandelaar.
- Stel bij grensoverschrijdend gedrag, directief, duidelijke grenzen aan het gedrag van de patiënt.
- Overleg met de hoofdbehandelaar over het behandelbeleid indien er sprake is van risico op letsel voor de patiënt en/of anderen. Zorg eventueel voor extra mankracht in verband met de veiligheid van de patiënt, anderen en uzelf. In noodgevallen is het toepassen van beschermende maatregelen (onder dwang) geïndiceerd. Schakel zo nodig een externe deskundige in, zoals de psychiater, om te beoordelen of er wel of niet een indicatie is voor beschermende maatregelen en/of dwangbehandeling.

Verpleegkundige interventies bij ontslag

Indien bekend is dat de patiënt met ontslag gaat, zijn van belang:
- het ontslaggesprek/de eindevaluatie;
- het overdrachtsgesprek samen met patiënt en diens ambulante hulpverlener zoals de sociaal psychiatrisch verpleegkundige (SVP) of de casemanager;
  - recepten;
  - verpleegkundige overdracht;
  - afspraken met de polikliniek.

Medicatietabel

medicijn	*werking*	*bijwerking*	*verpleegkundige aandachtspunten*
antipsychotica*: *klassiek:* · haloperidol (Haldol) · pimozide (Orap) · zuclopentixol (Cisordinol) *atypisch:* · clozapine (Leponex) · olanzapine (Zyprexa) · risperidon (Risperdal)	· vermindering van agitatie, psychotische symptomen zoals hallucinaties en wanen en denkstoornissen · de agitatie vermindert na een paar dagen, binnen enkele weken de hallucinaties en eenvoudige wanen en na 8-12 weken de denkstoornissen en complexe wanen** · het werkingsmechanisme berust op blokkeren van de receptoren van de neurotransmitters dopamine en/ of serotonine	· droge mond · obstipatie · speekselvloed · zweten · mictiestoornissen · onverschilligheid · slaperigheid · gewichtstoename · stoornissen in seksuele functie (libidoverlies/erectieproblemen) · parkinsonisme (rigiditeit, bewegingsarmoede, tremoren, verminderde mimiek) · orthostatische hypotensie · acathesie (bewegingsdrang, innerlijke onrust) · acute dystonie (spiercontracties in hoofd en nek, slikstoornissen, dwangstand ogen) · tardieve dyskinesie (wormachtige tongbewegingen, smak- of	· voorlichting over bijwerkingen · observatie en rapportage effect · observatie en rapportage bijwerkingen · zo nodig bloeddrukmeting · zo nodig diëtiste inschakelen · bij MNS antipsychotica staken en arts/ internist inschakelen vanwege potentieel levensbedreigende toestand · therapietrouw

medicijn	*werking*	*bijwerking*	*verpleegkundige aandachtspunten*
		zuigbewegingen, uitsteken van de tong) · maligne neurolepticum syndroom (MNS)*** (spierrigiditeit en hyperthermie, tachycardie, nier-insufficiëntie)	

* Zowel orale (pillen) als parenterale toediening (injecties voor acuut gebruik of als depotpreparaat)
** Dit gunstige scenario is niet van toepassing bij ernstige of chronische vorm van schizofrenie.
*** Dit gunstige scenario is niet van toepassing bij ernstige of chronische vorm van schizofrenie.

Literatuur

Vandereycken W, Deth R van. Psychiatrie, van diagnose tot behandeling [tweede herziene druk]. Houten: Bohn Stafleu van Loghum; 2004.
Abrahamse CA, Gloudemans MHAJ, Steenbakkers LJM. Verplegen van zorgvagers met een psychiatrische ziekte [eerste druk]. Baarn: Nijgh/ Versluis; 1999.
Nederlandse Vereniging voor Psychiatrie. Schizofrenie. Nederlandse Vereniging voor Psychiatrie [vierde herziene druk]. Utrecht; 2000.

Websites

www.schizofrenieplein.nl
www.ypsilon.org
www.psychoseplein.nl
www.anoiksis.nl
www.trimbos.nl
www.schizofrenie-platform.nl
www.psychowijzer.nl
www.nvvp.nl
www.nfgv.nl
www.ggzrichtlijnen.nl

Adressen

Anoikisis, Vereniging voor mensen met schizofrenie of een psychotische stoornis
Gansstraat 67a
3592 EC Utrecht

Landelijk bureau Ypsilon
Vereniging voor familieleden van patiënten met schizofrenie of een psychose
Kerkhoflaan 306
3034 TT Rotterdam

Nederlandse Vereniging voor Psychiatrie
Postbus 2006
3502 LB Utrecht

8 Alcoholafhankelijkheid

H.M.G. Bolster, verpleegkundig consulent psychiatrie
met dank aan: mw. B. Rooijackers, praktijkopleider psychiatrie
A. Beeftink, psychiater

Ziektedefinitie

Alcohol behoort, evenals opiaten en benzodiazepinen, tot de psycholeptica. Dit zijn stoffen die een kalmerend effect hebben. Alcohol is in Nederland een maatschappelijk en legaal geaccepteerde drug. Ruim 88 procent van de bevolking (in de leeftijd van 16 tot 70 jaar) drinkt.
Alcoholafhankelijkheid kenmerkt zich door zowel geestelijke als lichamelijke afhankelijkheid. Van *geestelijke* afhankelijkheid is sprake wanneer men zich onprettig voelt als men geen alcohol gebruikt, steeds vaker gaat verlangen naar de roes, waarbij de zucht en het zoekgedrag naar alcoholische drank op de voorgrond staat. Van *lichamelijke* afhankelijkheid spreekt men wanneer door het staken van de inname van alcohol er onthoudingsverschijnselen optreden, zoals beven, transpireren, misselijkheid, onrust en angstgevoelens. Om deze onthoudingsverschijnselen tegen te gaan, neemt de persoon steeds meer alcohol. Dit heeft te maken met de gewenning. Van gewenning of tolerantie is sprake wanneer een persoon steeds meer alcohol gaat gebruiken om hetzelfde effect te bewerkstelligen.
Alcohol is een legaal middel. Toch is het bij overmatig gebruik een van de meest schadelijke drugs. Langdurig en overmatig alcoholgebruik leidt onherroepelijk tot licha-

melijke schade en heeft ingrijpende consequenties voor psychisch en sociaal functioneren. Alcoholafhankelijkheid wordt gezien als een chronische en recidiverende psychiatrische aandoening.

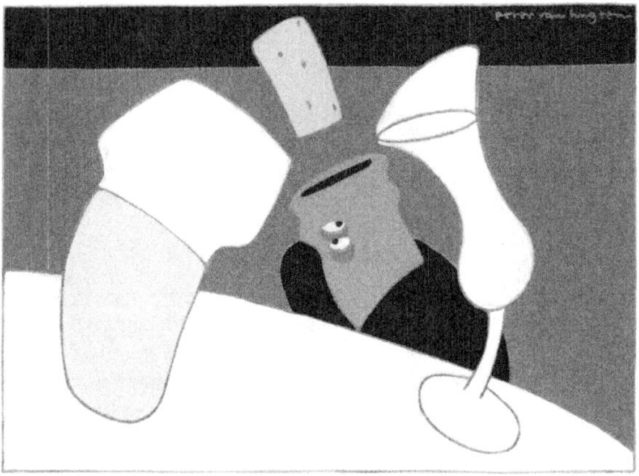

Oorzaak

Er zijn veel redenen om alcohol te drinken, bijvoorbeeld omdat het lekker is, of ter ontspanning, of iemand drinkt alcohol om zich zelfverzekerder te voelen. Het gebruik van alcohol leidt niet automatisch tot misbruik of afhankelijkheid. Ongeveer 1,2 miljoen Nederlanders drinken 8 of meer eenheden alcohol per dag. Deze 'probleemdrinkers' zijn het stadium van gewoonte ruim gepasseerd. Alcoholmisbruik ontstaat in de regel geleidelijk; gewoontevorming of frequent alcoholgebruik gaat gefaseerd over in overmatig gebruik en mondt uiteindelijk uit in afhankelijkheid. Van de Nederlanders drinkt 3,7 procent zo veel dat er gesproken kan worden van alcoholafhankelijkheid. Alcoholafhankelijkheid wordt meestal veroorzaakt door een combinatie van factoren. Men spreekt van het zogenaamde biopsychosociale ontwikkelingsmodel. Er is dan sprake van het

samen voorkomen van biologische, psychische en sociale factoren, die elkaar beïnvloeden en versterken.
Bij het ontstaan van alcoholafhankelijkheid spelen de volgende factoren een rol:

- *Biologische factoren.* Erfelijkheid kan een rol spelen. Dit betekent dat sommige mensen vanwege hun erfelijke aanleg een verhoogde kans hebben om afhankelijk te worden.
- *Psychische factoren.* Bepaalde psychische kenmerken, zoals afhankelijke persoonlijkheidstrekken, gestoorde impulscontrole, een negatief zelfbeeld en/of een beperkte coping maken iemand kwetsbaarder voor het ontwikkelen van een alcoholafhankelijkheid. Door het gebruik van alcohol krijgt men het gevoel moeilijke situaties beter de baas te kunnen, wat wederom de afhankelijkheid in de hand werkt. Vaak is er bij alcoholisten sprake van psychiatrische comorbiditeit, naast de alcoholafhankelijkheid kunnen er dus psychiatrische stoornissen voorkomen, zoals (antisociale, borderline- of andere) persoonlijkheidsstoornissen, ADHD, angststoornissen of depressie.
- *Sociale factoren.* De sociale setting speelt een rol. Zo is bekend dat bij mensen die uit een gezin komen waar fors alcoholgebruik normaal is, de kans groter is dat zijzelf ook overmatig alcohol gaan gebruiken. Ook het overmatig drinken in 'peer'-groepen verhoogt de kans op het ontstaan van een alcoholverslaving. Verder spelen werk, opleiding, psychosociale stressfactoren, life-events en de verkrijgbaarheid van alcohol een rol in het ontstaan van alcoholafhankelijkheid.

Verschijnselen

Een kenmerkend verschijnsel van alcoholafhankelijkheid is 'craving'. Dit is een onbedwingbare hunkering (zucht) naar het verslavende middel. Deze hunkering treedt op tijdens het gebruik, maar ook tijdens de ontwenning en in de fase waarin men al clean is.
Welke lichamelijke en psychische verschijnselen er verder kunnen optreden, wordt mede bepaald door de ernst en de duur van de afhankelijkheid. Chronische alcoholafhankelijkheid leidt onherroepelijk tot lichamelijke gevolgen in verschillende orgaansystemen, zoals: beschadiging van de lever, de pancreas, het hart, de bloedvaten, de slokdarm, de maag, de darmen en/of de

hersenen en perifere zenuwen. Ook is er een groter risico op het ontwikkelen van psychische stoornissen, zoals depressie, een angst- en/of een slaapstoornis.

Diagnostiek

Indien een patiënt aangeeft alcohol te drinken of indien men een patiënt verdenkt van problematisch alcoholgebruik, dient men het gebruik verder in kaart te brengen. Het afnemen van een alcoholanamnese is daarbij een belangrijk hulpmiddel. Als ondersteuning kan in de diagnostische fase gebruik gemaakt worden van laboratoriumonderzoek en vragenlijsten, zoals de CAGE- of de AUDIT-test.

Definitie alcoholafhankelijkheid

De diagnose alcoholafhankelijkheid wordt gesteld wanneer er gedurende 12 maanden een patroon is van onaangepast gebruik dat ingrijpende beperkingen of lijden veroorzaakt, zoals blijkt uit minimaal 3 van de volgende 7 criteria:

- onvrede met eigen drinkgedrag;
- vergeefse pogingen te stoppen of te minderen met drinken;
- gewenning of tolerantie;
- onthoudingsverschijnselen;
- verzaken van verplichtingen;
- vertonen van riskant gedrag;
- het opofferen van sociale en beroepsmatige activiteiten.

In deze fase wordt ook een inschatting gemaakt van de te verwachten problemen bij de ontwenning die nodig is om zicht te krijgen op de oorzaken van de alcoholafhankelijkheid en wordt de algehele conditie en het voedingspatroon ingeschat. Vervolgens wordt onderzoek gedaan naar mogelijke onderliggende psychiatrische stoornissen van de alcoholafhankelijkheid. Is er bijvoorbeeld sprake van een dubbele diagnose, ofwel wordt de psychische stoornis veroorzaakt door alcohol? (Alcoholmisbruik kan een depressie veroorzaken, maar omgekeerd kan een depressie leiden tot problematisch alcoholgebruik.) Aanvullend wordt somatisch en zo nodig een neurologisch onderzoek gedaan.

Behandeling

Het klinisch beeld is richtinggevend voor de behandeling, waarbij de focus wordt bepaald door:

- de hulpvraag en de motivatie van de patiënt;
- de lichamelijke conditie;
- de (actuele) lichamelijke complicaties;
- psychiatrische comorbiditeit;
- poli-druggebruik;
- de setting (ambulant/klinisch, algemeen psychiatrisch of algemeen ziekenhuis).

De behandeling kan bestaan uit een combinatie van farmacotherapie en/of somatische behandeling en/of psychosociale/psychiatrische begeleiding, eventueel aangevuld met psychotherapie en/of sociale hulp.
Bij alcoholafhankelijkheid is onthouding geïndiceerd. Ontwenning kan ambulant plaatsvinden of in een (gespecialiseerde) kliniek, waar wordt gestreefd naar veiligheid voor de patiënt, zo min mogelijk ongemak bij de ontwenning, verdere inventarisatie van de probleemgebieden, behandeling van eventuele psychiatrische stoornissen en het al opstarten van een vervolgbehandeling (ambulant dan wel klinisch).
Behandeling in een kliniek is geïndiceerd bij:

- dagelijks excessief gebruik;
- alcoholgebruik in combinatie met andere psychoactieve middelen;
- een destructief drinkpatroon;
- eerdere detoxificaties met delirante beelden of insulten;
- een slechte lichamelijke conditie;
- zelfverwaarlozing;
- therapieontrouw;
- comorbide psychiatrische ziektebeelden;
- geen of een zeer beperkt sociaal netwerk.

De klinische behandeling bestaat uit de volgende fasen.

- *Ontwenningsfase.* In deze fase wordt begonnen met het volledig stoppen met de alcohol (detoxificatie). De onthoudingsverschijnselen die kunnen optreden (binnen 1-8 dagen) variëren van mild (tachycardie, stijging van de lichaamstemperatuur, overmatig transpireren, misselijkheid, trillen, angstklachten, slapeloosheid, prikkelbaarheid, hypertensie en duizeligheid) tot zeer ernstig (delirium tremens, alcoholhallucinose, insulten). Ter voorkoming van complicaties, zoals heftige onthoudingsverschijnselen, delier, insulten of een acuut syndroom van Wernicke, wordt gestart met een afbouwschema benzodiazepines (diazepam, oxazepam of clorazepine). De keuze van de benzodiazepine wordt mede bepaald door de mate van leverafwijkingen of -schade. Bij ernstige leverfunctiestoornissen heeft lorazepam de voorkeur. Bij alcoholverslaafden ontstaan door eenzijdige voeding en malabsorptiestoornissen vitamine B-deficiënties. Er wordt gestart met vitamine B1-suppletie gedurende 3 dagen (thiamine 100 mg i.m.) in combinatie met een multivitaminepreparaat (vitamine B-complex i.m.), gevolgd door enkele weken thiamine (25 mg 2× d.d. p.o.).

- *Stabilisatiefase.* Na de detoxificatie zal met de patiënt geëvalueerd moeten worden hoe te komen tot verdere stabilisering door onthouding van het gebruik van alcohol en versterking van de zelfcontrole. In deze fase komen de begeleidingsaspecten meer op de voorgrond te staan. Een van de peilers van een behandeling is het onderkennen van de afhankelijkheid. De bereidheid en de mogelijkheden van de patiënt om verslavingsgedrag te veranderen, wat richtinggevend is voor het verdere behandelbeleid, zullen getoetst worden. Vaak bestaat er bij de patiënt weerstand om het probleem onder ogen te zien. Tijdens de gesprekken met de patiënt zal de focus liggen op vergroting van het ziekte-inzicht en bevordering van de eigen verantwoordelijk en zelfwerkzaamheid. Pas wanneer de patiënt met een verandering van levenstijl instemt, kunnen de vervolgstappen gezet worden. Ter ondersteuning kan medicatie worden voorgeschreven die de craving naar alcohol vermindert, zoals acamprosaat (Campral) of naltrexon. Aversiemiddelen, zoals disulfiram (Antabus, Refusal), leiden in combinatie met het gebruik van alcohol tot een heftige lichamelijke reactie.
- *Terugvalpreventiefase.* In deze fase zal de nadruk van de behandeling liggen op het voorkomen van terugval, waarbij het vergroten en stabiliseren van de motivatie voor de behandeling

een belangrijk aandachtspunt is. Het vervolgtraject zal helder en duidelijk moeten zijn. In deze fase is het opzetten van een professioneel vangnet met psychosociale begeleiding belangrijk. De nazorg c.q. vervolgbehandeling kan bestaan uit:

- begeleiding door de huisarts;
- begeleiding door een instelling voor verslavingszorg (ambulant of klinisch) of een GGZ-instelling (ambulant of klinisch);
- begeleiding door een zelfhulpgroep (Anonieme Alcoholisten, AA).

Complicaties

Complicaties die mogelijk kunnen optreden als gevolg van alcoholafhankelijkheid zijn:

- alcoholabstinentiesyndroom;
- alcoholintoxicatie;
- delirium tremens;
- alcoholhallucinose;
- alcoholdementie;
- syndroom van Wernicke-Korsakow;
- coma (pepticum);
- acute cardiale klachten;
- black-outs;
- subduraal haematoom (door val);
- vitaminedeficiënties (ondervoeding/absorptiestoornis);
- tentamen suïcide.

Alcoholafhankelijkheid is een chronisch ziektebeeld, dat kan uitmonden in ernstige lichamelijke en psychische stoornissen en ernstige psychosociale gevolgen kan hebben, zoals:

- huidafwijkingen;
- kanker (slokdarm, mond- en keelholte, darmen);
- gastro-intestinale klachten (oesofagitis, gastritis);
- hart- en vaatziekten (ritmestoornissen, cardiomyopathie);
- hoge bloeddruk;
- herseninfarct;
- leverafwijkingen (hepatitis, steatose, cirrose);
- pancreatitis;
- slokdarmvarices;
- portale hypertensie;

- beschadigingen aan hersenen (encefalopathie) en zenuwen (polyneuropathie);
- tijdens zwangerschap: groeistoornissen van het embryo;
- overgewicht;
- depressie;
- seksuele problemen;
- relatieproblemen;
- arbeidsverzuim;
- financiële problemen;
- sociale teloorgang.

Prognose

Vroegtijdige herkenning met kortdurende interventies in combinatie met farmacotherapie blijken het beloop positief te kunnen beïnvloeden. Uit onderzoek blijkt dat na algehele onthouding bij 50 procent van de patiënten terugval optreedt. Patiënten die erin slagen meer dan een jaar niet te drinken houden dat in de regel ook de jaren erna vol.
Uit de Netherlands Mental Health Survey en Incidence Study (NEMESIS) blijkt dat de diagnose alcoholafhankelijkheid onder de algehele bevolking bij 67 procent van de patiënten na een jaar en bij 74 procent van de patiënten na 3 jaar niet meer voldeed. Het beloop van de alcoholafhankelijkheid in de algehele bevolking bleek gunstiger dan in de groep die behandeld werd. Daaruit kan geconcludeerd worden dat de groep die hulp zoekt betrekkelijk klein is en de meest problematische drinkers betreft. Bij deze groep zal de prognose mede bepaald worden door de duur van de afhankelijkheid, de ernst van de (tijdelijke of blijvende) gezondheidsproblemen die door de verslaving zijn ontstaan, de aanwezigheid van psychiatrische comorbiditeit, het sociale netwerk en de beschikbare hulpverlening. In een aantal gevallen is behandeling dus een langdurig proces, waarbij rekening moet worden gehouden met periodes van terugval en de behandeling zich richt op het beperken van verdere gezondheidsschade.

Verpleegkundige anamnese

Voor de anamnese van een patiënt met alcoholafhankelijkheid gelden specifieker richtlijnen dan voor die bij andere patiënten.

De mate waarin de alcoholafhankelijkheid bijdraagt aan de actuele gezondheidsproblemen zal in kaart moeten worden gebracht. De vraagstelling tijdens de anamnese dient zich daarom specifiek te richten op een aantal alcoholgerelateerde verschijnselen en problemen.

Aanwijzingen voor het afnemen van de anamnese zijn:

- Neem de anamnese bij voorkeur af volgens de functionele gezondheidspatronen van Gordon, die het mogelijk maken om, naast de algemene gezondheidstoestand, de alcoholgerelateerde gezondheidsproblemen duidelijk in kaart te brengen.
- Wanneer een patiënt met alcoholafhankelijkheid wordt opgenomen, is er vaak sprake van een (medische) crisissituatie. De psychische, lichamelijke en/of sociale toestand is zo verslechterd dat acuut ingrijpen noodzakelijk is. Het is dus raadzaam dat de opname-indicatie voorafgaand aan de anamnese bekend is. Deze bepaalt namelijk mede de aard van de vragen en interventies.
- Ga bij onduidelijkheid over de alcoholafhankelijkheid na of de arts deze afhankelijkheid met de patiënt heeft besproken. (In de regel is het aan de arts om tijdens het afnemen van de medische anamnese te vragen naar de alcoholconsumptie).
- Ga voor aanvang van het anamnesegesprek na of de lichamelijke en/of psychische toestand van de patiënt van dat moment afname van een anamnese toelaat. (Is de patiënt bijvoorbeeld onder invloed of is er sprake van een intoxicatie?)
- Verzamel bij een acute situatie, zoals bij alcoholintoxicatie, agressie, een delier, een epileptisch insult, (een) acute lichamelijke aandoening(en) of ernstige verwaarlozing, alleen relevante informatie.
- Neem in eerste instantie alleen de basisanamnese af indien het praten over problematisch alcoholgebruik niet gemakkelijk verloopt, het probleem niet door de patiënt wordt onderkend en de patiënt alleen behandeld wenst te worden voor het lichamelijke probleem. Begin met het stellen van neutrale vragen over de (lichamelijke) klachten, eerdere opnames en ziekten, zelfzorg, het voedingspatroon, de sociale contacten, werk/hobby's enzovoort.
- Bespreek of exploreer de alcoholafhankelijkheid tijdens het anamnesegesprek wél indien deze afhankelijkheid de opname-indicatie is.

Doorvragen over alcoholproblematiek

Vragen

- Bij mensen die dezelfde klachten hebben als u, kunnen deze klachten verband houden met alcoholgebruik. Hoe staat het met uw alcoholgebruik?
- Heeft u zelf wel eens overwogen dat deze klachten kunnen samenhangen met alcoholgebruik?
- Wanneer hebt u voor het laatst gedronken?
- Bent u eerder behandeld voor dit probleem?
- Komt middelengebruik voor in de familie?

Vraag de patiënt tevens naar de functie van het alcoholgebruik: positieve effecten, zoals prettig en minder geremd voelen, gevoelens en ideeën rond alcoholgebruik, psychische problematiek, zoals depressieve of angstklachten en omstandigheden waaronder patiënt drinkt.

Five Shot Test

De score op de Five Shot Test geeft een indruk van de omvang van het alcoholprobleem (tabel 1).

- Vraag welke verwachtingen de patiënt heeft ten aanzien van de opname.
- Observeer en rapporteer verwondingen, hematomen, hoofdletsel aan arts.
- Rapporteer temperatuur, pols, bloeddruk en gewicht.

Verpleegkundige interventies bij opname

Patiënten met alcoholafhankelijkheid worden opgenomen en behandeld in verschillende instellingen van de gezondheidszorg. Welke interventies zullen worden toegepast, zal mede afhangen van de opname-indicatie, de instelling en de afdeling. Opname op de spoedeisende hulp van een ziekenhuis zijn andere interventies geïndiceerd bij bijvoorbeeld een intoxicatie dan opname in een kliniek voor verslavingszorg waar meer het accent ligt op gedragsverandering.
Op basis van de anamnese zullen verpleegkundige diagnosen en doelen gedefinieerd moeten worden die prioriteit hebben en betrekking hebben op de meest actuele gezondheidsproblemen. De

Tabel 1 Five Shot Test.

vraag		*score*
1	*Hoe vaak drinkt u alcoholische dranken?*	
	nooit	0
	1 keer per maand of minder	0,5
	2-4 keer per maand	1
	2-3 keer per week	1,5
	4 of meer keer per week	2
2	*Hoeveel alcoholische dranken gebruikt u op een typische dag waarop u alcohol drinkt?*	
	1 of 2	0
	3 of 4	0,5
	5 of 6	1
	7 tot 9	1,5
	10 of meer	2
3	*Heeft u zich ooit geërgerd aan mensen die opmerkingen maakten over uw drinkgewoonten?*	
	neen	0
	ja	1

vraag		*score*
4	*Heeft u zich ooit schuldig gevoeld over uw drinkgewoonten?*	
	neen	0
	ja	1
5	*Heeft u ooit 's ochtends alcohol gedronken om de kater te verdrijven?*	
	neen	0
	ja	1

Bron: NHG-Standaard. Score $\geq$ 2,5 doet verdenking rijzen op alcoholmisbruik of -afhankelijkheid.

diagnose 'risico op letsel' heeft op een bepaald moment meer prioriteit dan de diagnose 'sociaal isolement'. Pas prioriteiten met betrekking tot de actuele verpleegproblemen en het verpleegkundige proces aan op geleide van het klinisch beeld en de evaluatie van de uitkomsten.
Veel voorkomende verpleegkundige diagnoses bij alcoholafhankelijkheid zijn:

- risico op letsel;
- (risico op) acute verwardheid;
- zelfzorgtekort;
- ondervoeding;
- sociaal isolement;
- inadequate probleemhantering;
- inadequate sociale interactie;
- risico op inadequate therapiediscipline;
- verstoorde slaap.

Een aantal verpleegkundige interventies en aandachtspunten verdient nadere toelichting. Sommige interventies hebben een algemeen karakter en andere zijn meer specifiek voor bijvoorbeeld houding en bejegening.

Tips ter ondersteuning van zorgverlening bij alcoholverslaafden

Pas het volgende alleen toe als u er zich voldoende vertrouwd mee voelt en/of als het genoemde op dat moment binnen uw werksetting van toepassing is.

- Neem een neutrale, accepterende en uitnodigende basishouding in. Vermijd een moraliserende of negatieve houding (niet aanklagen/veroordelen) of juist een overbetrokken houding (de rol van redder). Een neutrale houding versterkt de opbouw van een vertrouwensrelatie, die het alcoholprobleem makkelijker bespreekbaar maakt.
- Laat voorbeeldgedrag zien door middel van openheid in de communicatie.
- Help de patiënt inzien dat de alcoholafhankelijkheid voor problemen zorgt in zijn leven. Het alcoholprobleem dient niet ontkend of verborgen te worden

gehouden. Het is bekend dat alcoholverslaafden hun drankgebruik ontkennen/bagatelliseren of de verantwoordelijkheid afschuiven. Bespreek het vermoeden op drankgebruik. Wees zo nodig directief of (mild) confronterend wanneer de situatie daarom vraagt.

- Maak heldere afspraken, onder andere over het gebruik van alcohol (huisregels), de controles op gebruik en eventuele sancties.
- Laat de verantwoordelijkheid voor het drinken bij de patiënt. Ondersteun de patiënt bij het maken van keuzes die helpen om het gebruik te minderen c.q. te staken.
- Wees consequent zonder star te zijn: stel dus duidelijk grenzen, maar sta tevens open voor de dialoog.
- Geef voorlichting over de negatieve gevolgen van het alcoholgebruik en over het proces van het stoppen met alcohol. Begeleid het lichamelijke ongemak van de ontwenning.
- Geef advies over evenwichtige voeding en stimuleer de patiënt een normaal eetpatroon op te pakken.
- Stimuleer activiteiten en zorg voor een vast dagritme.
- Bevorder een positief zelfbeeld door bijvoorbeeld positieve feedback te geven bij gewenst gedrag.
- Versterk de sociale vaardigheden.
- Vraag om een consult van een psychiater bij verdenking op psychiatrische comorbiditeit.
- Wees u bewust van de (negatieve) gevoelens of reacties die de patiënt bij u kan oproepen door zijn gedrag. Het verplegen van een patiënt met alcoholafhankelijkheid kan veel van u vergen. Het is zaak om de patiënt op een positieve manier te blijven benaderen. Bespreek deze gevoelens in uw team wanneer deze u hinderen in het contact met de patiënt.

Verpleegkundige interventies bij (potentiële) complicaties

RISICO OP ACUTE VERWARDHEID/DELIER

Bij patiënten met alcoholafhankelijkheid ontstaan er na het staken van de alcoholinname onthoudingsverschijnselen die variëren van licht tot licht tot ernstig. Er is een verhoogd risico op

het ontstaan van acute verwardheid of een delier. Een onbehandeld alcoholonthoudingsdelier kan door de cardiale uitputting letaal zijn.
Verpleegkundige aandachtspunten bij het risico op acute verwardheid/delier zijn:

- Handhaaf een kalme en rustige houding.
- Informeer in het kader van de observaties regelmatig bij de patiënt hoe hij zich voelt.
- Geef voorlichting over ontwenningsverschijnselen en delier aan patiënt, familie en betrokkenen.
- Medicatie is afhankelijk van de ernst van de onthoudingsverschijnselen:
  - bij lichte onthoudingsverschijnselen: in de regel geen medicatie;
  - bij matige onthoudingsverschijnselen: op geleide van het klinisch beeld in overleg met de behandelend arts een afbouwschema benzodiazepine;
  - bij (het risico op) ernstige onthoudingsverschijnselen (delier/insulten/acuut syndroom van Wernicke/opwindingstoestand): benzodiazepine volgens afbouwschema.
- Observeer en rapporteer bij eventuele ontwenningsverschijnselen op:
  - bewustzijn (helder/omneveld);
  - geheugen (korte termijn);
  - waarneming (hallucinaties);
  - aandacht/concentratie, oriëntatie (tijd, plaats, persoon);
  - stemming (angst, agitatie);
  - motoriek (onrust/evenwicht/coördinatie/tremoren);
  - de mate van zelfzorg;
  - de mate van vocht- en voedingsinname;
  - lichamelijke klachten (misselijkheid, braken);
  - slaappatroon (in- en/of doorslaapstoornissen);
  - vegetatieve verschijnselen (transpireren, wijde pupillen, hypertensie, tachycardie).
- Controleer en rapporteer temperatuur (verhoging/koorts), pols (tachycardie) en tensie (hypertensie).
- Spreek (zo nodig) medicatie af bij (risico) op een insult (bijvoorbeeld diazepam zetpil).
- Start met delirium observatiescreening (DOS) gedurende de detoxicificatiefase (minimaal 5 dagen).

- Zorg voor een veilige omgeving: verwijder gevaarlijke voorwerpen.
- Neem bij risico op letsel eventueel beschermende maatregelen. Werk volgens het geldend juridisch kader (WGBO/BOPZ) en/of het instellingsprotocol.
- Zorg voor regelmatige kortdurende contactmomenten (controle/veiligheid bieden/doseren).
- Blijf bij de patiënt totdat deze de medicatie heeft ingenomen.
- Ondersteun de oriëntatie in tijd, plaats en persoon. Zeg bijvoorbeeld wie je bent, wat je komt doen, welke dag het is en welk tijdstip van de dag, of waar de patiënt is.
- Doseer de verstrekte informatie en ga na of de patiënt de informatie begrepen heeft.
- Ondersteun zo nodig zelfzorgactiviteiten, zoals wassen, aankleden en toiletgang.
- Heb aandacht voor vocht en voeding (zo nodig: vochtbalans starten, de patiënt wekelijks wegen of een diëtiste inschakelen).
- Bied structuur: maak een dagindeling.
- Beperk overmatige prikkels. Geef de patiënt een eenpersoonskamer en tref een bezoekregeling.
- Vraag zo nodig een consult van een psychiater voor advies met betrekking tot medicatie.

RISICO OP HET WERNICKE-SYNDROOM

Het Wernicke-syndroom ontstaat bij chronisch alcoholmisbruik en ondervoeding. Het syndroom wordt vaak in combinatie gezien met het syndroom van Korsakow. Het Wernicke-Korsakowsyndroom is een gevolg van beschadigingen in het centraal zenuwstelsel, die voornamelijk gelokaliseerd zijn in de hersenstam. Deze beschadigingen worden veroorzaakt door een tekort aan vitamine B1. Het ziektebeeld kent een acuut stadium (oorspronkelijk beschreven door Wernicke) en een chronisch stadium (oorspronkelijk beschreven door Korsakow).

Wernicke-Korsakowsyndroom

Acuut stadium

- Bewustzijndaling met apathie en lethargie.
- Desoriëntatie in tijd, plaats en persoon.

- Oogproblemen: oogspierverlammingen, nystagmus, dubbelzien.
- Ataxie (waggelende gang).
- Vegetatieve stoornissen: tachycardie en hypotensie.

De verschijnselen in het acute stadium zijn (deels) omkeerbaar en worden behandeld met (intraveneuze) toediening van hoge doses thiamine en andere vitaminen uit de B-groep. Een Wernicke-Korsakowsyndroom in een acuut stadium vraagt altijd om behandeling, omdat een acuut stadium fataal kan verlopen.
N.B. Toediening van grote hoeveelheden vocht of een glucose-infuus, kan bij patiënten met een slechte voedingstoestand acute Wernicke uitlokken. Koolhydraten onttrekken namelijk de laatste thiaminereserves uit de zenuwcellen. De eerste dosis thiamine (parenteraal) dient dan ook altijd te worden gegeven voorafgaand aan een eventueel glucose-infuus.

Chronisch stadium

- Geheugenstoornissen (inprenting, herinnering en herkenning).
- Confabulaties (verzinsels waarmee geheugendefecten worden opgevuld).
- Oordeels- en kritiekstoornissen (geen ziektebesef en -inzicht).
- Desoriëntatie in tijd, plaats en persoon.

VERPLEEGKUNDIGE AANDACHTSPUNTEN BIJ HET RISICO OP HET WERNICKE-SYNDROOM ZIJN:

- Bepaal het risico op ondervoeding met behulp van het 'Malnutrion Universal Screening Tool' (MUST). Overleg met een arts en schakel zo nodig een diëtiste in bij een score van 2 of meer punten op dit meetinstrument.
- Observeer en rapporteer het bewustzijn.
- Observeer en rapporteer de motoriek.
- Observeer en rapporteer oogbewegingen.
- Observeer en rapporteer oriëntatie in tijd, plaats en persoon
- Verstrek voorgeschreven medicatie op de afgesproken tijden en zie toe op de inname.

Verpleegkundige interventies bij ontslag

- Motiveer de patiënt voor de hulpverlening na ontslag.
- Geef voorlichting over medicatiegebruik.
- Oefen met verloven naar de thuissituatie en evalueer het verloop van het verlof.
- Stel met de patiënt en familie een crisisplan op.
- Evalueer met de patiënt de opname tijdens het ontslaggesprek.
- Zorg voor een adequate schriftelijke overdracht bij overplaatsing naar een andere instelling.

Medicatietabel

medicijn	*werking*	*bijwerkingen*	*verpleegkundige aandachtspunten*
benzodiazepinen			
diazepam (Valium, Stesolid)	· reduceert angst · werkt anticonvulsief en spierontspannend	· slaperigheid · vermoeidheid · spierzwakte duizeligheid	· let op: valrisico
oxazepam (Seresta)	· reduceert angst	· slaperigheid · vermoeidheid · spierzwakte	· let op: valrisico
terugvalpreventie			
disulfiram (Refusal/Antabus)	· aversiemiddel · blokkeert de afbraak van alcohol: geeft heftige lichamelijk reacties na de inname van alcohol zoals: misselijkheid, braken, hoofdpijn, blozen / rode vlekken, dyspneu en tachycardie	· misselijkheid · braken · tachycardie · lage bloeddruk · angst	· niet geschikt voor patiënten met neiging tot zelfdestructief gedrag · gecontra-indiceerd bij hartklachten of risico op ernstige lever- en nierstoornissen
acamprosaat (Campral)	· vermindert zucht naar alcohol	· diarree · obstipatie · jeuk	

medicijn	*werking*	*bijwerkingen*	*verpleegkundige aandachtspunten*
vitaminen			
thiamine (vitamine B1)	· speelt actieve rol bij de koolhydraat- stofwisseling	· huiduitslag · geheugenproblemen · ernstige maagdarmklachten	· toediening: i.m. bij neuropathie
vitamine B-complex forte			

Literatuur

Nederlands Huisartsen Genootschap. NHG-Standaard Problematisch alcoholgebruik. Utrecht: NHG; 2005.

NHG. Tijdschrift voor Huisartsgeneeskunde. Bijlage Verslaving. 2001;18; 5: 1-5;91-3.

Wijdeveld AGM. In gesprek over Verslaving. Vleuten: Nederlandse Vereniging voor Psychiatrie; 1998.

Loth C, Rutten R, Huson-Anbeek F, Linde L, redactie. Verslaving en de verpleegkundige praktijk. Maarssen: Elsevier Gezondheidszorg; 1999.

Websites

www.jellinek.nl
www.trimbos.nl
www.alcoholinfo.nl
www.alcohol-en-werk.nl
www.vroegsignaleringalcohol.nl
www.parnassia.nl
www.novadic-kentron.nl
www.verslaving.startpagina.nl
www.aa-nederland.nl

Adressen

GGZ Nederland (Branche-organisatie van de instellingen voor geestelijke gezondheids- en verslavingszorg)
Australiëlaan 14b
3526 AB Utrecht

Trimbos-instituut
Da Costakade 45
3500 AS Utrecht

Anonieme Alcoholisten Nederland (AA)
Donauweg 4
Postbus 1594
1000 BN Amsterdam

Register

Printed in Dunstable, United Kingdom

91342630R00077